I0130233

Renaître après la dépression

Groupe Eyrolles
61, bd Saint-Germain
75240 Paris cedex 05

www.editions-eyrolles.com

Chez le même éditeur :
– *L'Image de Soi*, 2005 (www.imagedesoi.com)
– *Valorisez notre image*, 2004
– *L'Intelligence Relationnelle*, 2003

Pour contacter l'auteur : marie-louise.pierson@wanadoo.fr

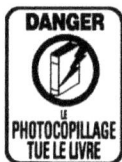

DANGER

PHOTOCOPILLAGE TUE LE LIVRE

Le code de la propriété intellectuelle du 1er juillet 1992 interdit en effet expressément la photocopie à usage collectif sans autorisation des ayants droit. Or, cette pratique s'est généralisée notamment dans l'enseignement, provoquant une baisse brutale des achats de livres, au point que la possibilité même pour les auteurs de créer des œuvres nouvelles et de les faire éditer correctement est aujourd'hui menacée. En application de la loi du 11 mars 1957, il est interdit de reproduire intégralement ou partiellement le présent ouvrage, sur quelque support que ce soit, sans autorisation de l'Éditeur ou du Centre Français d'Exploitation du Droit de copie, 20, rue des Grands-Augustins, 75006 Paris.

© Groupe Eyrolles, 2008
ISBN : 978-2-212-53944-8

Marie-Louise PIERSON

Renaître après la dépression

EYROLLES

À ma sœur Isabelle

« J'écoute le bruit du vent dans les branches.
J'écoute aussi certainement ma conscience,
ce qui en moi sait, pense, et voudrait parfois s'anéantir. »

Kenneth White, *La maison des marées*.

Sommaire

© Groupe Eyrolles

Deuxième partie

Retrouver le lien authentique avec soi

Troisième partie

Faire face bien accompagné

© Groupe Eyrolles

Sommaire

© Groupe Eyrolles

© Groupe Eyrolles

Introduction

> « *Au milieu du chemin de la vie*
> *Je me retrouvai dans une forêt obscure*
> *Car j'avais perdu la voie droite.* »
> DANTE, *La divine comédie.*

Face aux ténèbres

Si ce livre pouvait contribuer à modifier le regard social et celui que chacun de nous porte sur la dépression, j'aurais atteint mon but. Car, à la souffrance intolérable qu'endure la personne dépressive s'ajoute le sentiment d'être totalement incompris, et mis à l'écart avec une forme de dédain apitoyé : « Il (elle) est dépressif(ve), le (la) pauvre ! » La personne sent son univers familier se déliter, elle est le siège de troubles qu'elle identifie mal, et elle ne comprend pas elle-même ce qui lui arrive, et, en règle générale, son entourage non plus.

Il y a toujours une cause à une dépression, et je m'emploie, dans cet ouvrage, à l'expliquer avec des mots compréhensibles pour chacun. Ou tout du moins à expliquer comment la retrouver et mettre en place ce qui permettra aux beaux jours de revenir. Bien entendu, mon livre n'explore pas la totalité des dépressions. Il en est de particulièrement sévères, d'autres qui sont dues à des maladies, d'autres encore à des accidents physiques par lesquels le cerveau est atteint.

© Groupe Eyrolles

Non seulement la dépression effraie, mais elle est montrée d'un doigt accusateur comme voisine de la folie, ou le fait d'individus simulateurs qui se regardent trop le nombril.

La thèse que je développe ici est à dessein une forme de défi. Non seulement la dépression peut toucher chacun de nous de manière inattendue, mais, contrairement à ce que l'on croit, elle n'est pas une maladie à erradiquer mais une chance à saisir. Une possibilité inévitable que quelque chose doit évoluer. Une naissance à soi-même.

Bien des artistes l'ont vécue et décrite. Les écrivains en particulier ne sont pas épargnés ; et comme ils ont « Les mots pour le dire »[1], nous aurons souvent recours à eux pour décrire l'éprouvé de ce passage existentiel si complexe. William Styron, notamment, l'auteur du *Choix de Sophie*, décrit avec talent les phases d'une dépression sévère et les solutions qu'il lui chercha.

Imaginez la scène : il fait beau, il est dans une ville qu'il adore et des gens estimables s'apprêtent à le fêter, mais il se trouve soudain « face aux ténèbres », dans les rafales dévastatrices qui peuvent frapper à tout moment la vie intérieure de n'importe qui.

Face aux ténèbres est le titre du récit de la dépression d'un de nos plus grands écrivains. Il y décrit, comme nul ne l'a fait avant lui, « L'épouvantable malaise que l'on ressent à être claustré dans un local férocement surchauffé », ou bien « Le petit chagrin gris de l'horreur (…) qui peut s'assimiler à la douleur physique », ou encore « La mort (…) comme une présence quotidienne, dont le souffle déferlait sur moi en rafales glacées ».

---

1. Titre d'un des premiers livres sur le sujet écrit par Marie Cardinal, *Les mots pour le dire*, LGF Livre de Poche, 1977.

© Groupe Eyrolles

Introduction

Une dépression s'apparente, pour lui, à une maladie physique et mentale, et il en établit le journal implacable, qu'il nomme en sous-titre « Chronique d'une folie » :

« Ma languissante morosité était en conséquence d'autant plus ironique que j'avais pris l'avion pour passer quatre brèves journées à Paris. » Une *languissante morosité* ; c'est par ces mots que l'écrivain commence à prendre conscience que quelque chose au-dedans de lui ne va pas. Tout est en place pour la joie, mais seules prédominent la morosité grise et la mort* comme présences quotidiennes.

Au lieu d'être galvanisé par la perspective de se voir remettre le prestigieux prix littéraire Cinno del Ducca, il sombre dans l'un des symptômes les plus universellement reconnus, « Un sentiment de haine envers soi-même »[1].

William Styron ne veut pas voir un psychothérapeute. Il veut sortir vite, et si possible tout de suite, de cet Enfer sur terre. Il goûte aux antidépresseurs et essaye les pilules magiques pour dormir. Mais les petites pilules se révèlent plus nuisibles que salvatrices, et la lecture du DSM – *Diagnostic and Statistical Manual of the American Psychiatric Association*, qui par ailleurs ne lui apporte aucun éclaircissement sur les raisons de son état – le confirme dans l'idée que « la dépression demeure un vaste mystère ».

C'est pour lever un voile sur ce mystère, et expliquer que, contrairement aux idées reçues, la dépression n'est pas une maladie mentale (pas plus une maladie organique, même si elle a des effets évidents sur la vie du corps), que j'ai écrit ce livre. Mais une crise utile. Il existe un bon usage des crises, et la dépression (qui en est une) n'échappe pas à la règle, à condition d'être acceptée et

1. William Styron, *Face aux ténèbres, Chronique d'une folie*, Gallimard, 1990.

© Groupe Eyrolles

3

« travaillée » comme une occasion exceptionnelle de s'occuper de soi et de donner forme à une identité* chancelante, à travers la retraversée d'un passé et de ses parts obscures.

Car la traversée bien accompagnée de la dépression est l'occasion unique de guérir et de maturer *l'enfant intérieur* qui souffre en nous. Celui qui est resté figé dans le temps et dans la souffrance d'un *Autrefois* indépassable, dans l'attente que ceux qu'il aime soient enfin heureux et le délivrent d'une culpabilité* qui le hante.

La dépression est l'occasion de revenir sur notre histoire et sur ce qui est resté inachevé ou spolié dans l'enfance.

Cet ouvrage est délibérément court et simple, et son lexique en fin de volume permettra aux lecteurs de se familiariser avec le vocabulaire de la psychologie et de la psychanalyse. J'y défends ma thèse à l'aide de courts récits qui sont les histoires que mes patients m'ont contées. Tous ces récits sont véridiques, même si, pour préserver l'anonymat, j'ai soigneusement maquillé les lieux et les faits et changé les prénoms qui pouvaient révéler les identités. Car, comme dans toutes les crises, la dépression amène chacun à revenir sur le passé pour mieux s'occuper de ce qui n'a pas encore maturé en soi. Le passé de son histoire consciente, mais aussi celui de son histoire inconsciente.

Car il y a dans tout déprimé un enfant intérieur qui réclame des soins, de l'écoute et de l'attention pour évoluer vers sa vie et se réaliser. Cet enfant a été sans le savoir la victime innocente de mauvais traitements, de maladresses blessantes ou humiliantes qui ont atteint son estime de soi*. Il a parfois, et sans l'avoir réalisé, été en butte au manque d'amour, à des violences sexuelles, ou il a été confronté à des échéances traumatisantes pour lesquelles il n'était pas prêt (abandon, décès d'un parent, effondrement économique, accident ou maladie grave sur lui ou son entourage).

© Groupe Eyrolles

4

Introduction

À la souffrance du déprimé s'ajoute la souffrance de ne pouvoir se *reconnaître* déprimé. C'est quasiment la mise en quarantaine. Il est étonnant de voir comme l'expression des émotions tend à disparaître de nos vies. Ne serait-ce pas pour cette raison que la dépression est montrée du doigt comme la cousine de la maladie mentale ? Il n'est plus permis d'être triste, et le genre humain est maintenant partagé en deux groupes, celui des *émotions positives* et celui des *émotions négatives*, et il devient incivil de les exprimer. Dire ce que l'on sent et ce que l'on pense est mal perçu. Ce lent travail de sape de notre authenticité provoque, à long terme, une souffrance particulière qui s'apparente à une lente dépossession de son identité. Car nous avons besoin des mots pour être.

Je me demande souvent si la société ou le « vivre ensemble » exige vraiment autant que cela, et si nous ne lui donnons pas plus qu'elle n'exige de notre humanité.

Certains pays ont mieux su préserver ce capital humain. On pleure encore et on se lamente aux cérémonies de deuil, on crie en accouchant, on ne masque pas la vieillesse et la mort, on dit ce qui ne va pas.

Chez nous, c'est l'expression de la souffrance qui est aujourd'hui devenue obsolète. Jusque dans le langage, on la traque et la mort devient « fin de vie », les mendiants « sans domicile fixe », la vieillesse « troisième âge ». On nous prive ainsi de toute la noblesse tragique de l'expérience humaine, et donc d'une grande part de sa grandeur. L'expression d'une joie débordante, d'une personnalité dynamique est perpétuellement requise avec l'avènement d'une société mercantile qui veut nous convaincre que posséder rend heureux. Quel mensonge ! Quelle pression sur nous tous !

Or, c'est de la rencontre *intégrée* avec la mort que naît le goût de la vie, de *sa* vie. Et cette rencontre se fait le plus souvent à travers la dépression.

© Groupe Eyrolles

5

La colère me prend parfois à la lecture de certains modes d'emploi qui prétendent, en quelques conseils, donner la clé du bien-être total, de l'excellence, du dépassement de soi, de la bonne humeur perpétuelle. « Penser positif », nous dit-on, avant même de nous avoir suggéré que penser par soi-même est une chose utile et qui fait du bien. Positif ou non.

Les clés de la performance se vendent bien, elles sont devenues un « *must* » dans une société où il devient asocial d'exprimer autre chose qu'un consensus mou. Au moindre recul, au moindre désir de souffler pour penser ses pensées, pour penser sa vie, pour comprendre, il faut continuer, sourire, accélérer le rythme, jusqu'à la publicité qui nous conseille d'être zen, avilissant une philosophie et l'interprétant en son contraire.

Des voix nombreuses s'élèvent : « Prends sur toi ! », « N'y pense pas ! », « Cela va passer ! » Or, c'est bien de *penser* dont il s'agit. Et *penser* est un travail intérieur qui structure, mais qui demande le passage du temps.

Ce livre explore, à travers les témoignages de personnes en psychothérapie analytique, les différents aspects de la dépression. Il permet de comprendre de quelle manière leur donner sens, et s'en sortir, sans chimiothérapie. Il permettra aussi à chacun de se familiariser avec le vocabulaire de la psychanalyse, et de faire les premiers pas dans une *introspection* bienveillante à l'aide de réflexions, commentaires et questionnaires appropriés en fins de chapitres.

L'idée même de la dépression semble inacceptable à certains, à tort. Je repense ici à ma patiente Dominique qui, lorsqu'elle ne se sentait pas bien (elle était victime de graves malaises et d'évanouissements au volant de sa voiture), rentrait chez elle faire des abdominaux, et s'étonnait que cela ne résolve pas le problème. Pour Dominique, qui a découvert en psychothérapie qu'elle avait une âme, ou une conscience, si *elle n'allait pas bien*,

© Groupe Eyrolles

6

cela ne pouvait être que parce que son corps n'allait pas bien et qu'il fallait « le renforcer » (sic). Et non pas l'écouter et donner du sens à ses messages.

J'avais, dans un ouvrage précédent[1], dénoncé les méfaits du *mythe d'harmonie* qui hante nos sociétés gavées d'objets de consommation. Ce fantasme du *émotionnellement correct* balaye notre vivre ensemble et interdit, au nom de la bonne éducation, l'expression de nos émotions, de *toutes nos émotions*. Cette pression permanente est déjà en elle-même nuisible et porteuse de dépression, car peu à peu, le lien *authentique* avec nous-même disparaît.

« Je suis un électron libre », dit encore Catherine dont je raconte un peu plus loin la courte et efficace psychothérapie : « J'erre ici et là, je ne sais pas où me poser. Je suis hors de moi, hors tout. Vous n'avez pas une boussole intérieure ? » C'est bien de « boussole intérieure » que nous parlerons ici.

Redisons-le haut et fort : il n'y a pas d'émotions négatives, comme certains se plaisent parfois à nous en convaincre, encore moins d'émotions interdites. Toutes les émotions sont naturelles et utiles, car elles sont la vie même. La colère, la rage, la tristesse, l'envie sont des sentiments naturels qui accompagnent d'autres évènements tout à fait naturels, eux aussi, de notre vie. Ils sont précieux pour différentes raisons que nous explorons dans les pages suivantes, mais surtout parce qu'ils sont comme la fièvre : ils nous signalent que quelque chose ne va pas et que ce mal-être doit être pris au sérieux.

Il y a une raison à nos émotions. Et quand cette raison n'est pas rationnelle et reliée à des événements connus, il y a quand même une raison et il faut la chercher *Ailleurs*, *Autrefois*, tout au fond du fond. Dans l'inconscient !

---

1. *L'Intelligence Relationnelle*, Éditions d'Organisation, 2003.

© Groupe Eyrolles

7

Les sentiments de colère ont parfois des causes intérieures et antérieures (tout le mal que vous avez subi) reliées au passé, mais qui ont été *refoulées**. Cette colère est alors, au mieux, comme la vapeur d'une Cocotte-Minute, au pire, comme une bombe à retardement qu'il faut absolument explorer avant qu'elle ne détruise le présent en modifiant notre perception du monde et le sens que nous donnons à ce qui nous arrive.

La vie n'épargne à personne chagrins, manques ou deuils*, et même là, il n'est pas de bon ton d'exprimer nos expériences, nos sentiments. De les partager avec autrui. *Partager* est pourtant une des clés de la fin de la souffrance, car la présence humaine fait des miracles.

Pas étonnant qu'il y ait de plus en plus de gens déprimés, car lorsque la société nous contraint à cacher – comme s'ils étaient obscènes – nos sentiments naturels, ceux-ci stagnent en nous et nous empoisonnent.

Pas étonnant que l'on considère aujourd'hui la dépression comme une maladie devant être soignée par une prise de médicaments. On n'a même plus le droit d'être triste et d'en chercher tranquillement la raison.

Et pourtant, comme il est riche le chemin qui s'ouvre à celui qui accueille sa dépression et qui est bien accompagné pour la traverser. Il verra bientôt et peu à peu la fin ou l'apaisement des sciatiques, lombalgies, migraines, mais aussi parfois des stérilités, des maladies cardiaques, de l'asthme. Et certainement celle des idées noires, de l'anorexie, de la fatigue intense, du sentiment d'échec, de la frigidité comme de la disparition du désir de vivre.

Et il pourra oser devenir celui qu'il n'a jamais osé être par crainte de faire du mal ou de déranger.

Il sera alors possible, avec William Styron, de tirer une riche connaissance nouvelle de ces expériences et de mieux compren-

© Groupe Eyrolles

8

dre la douleur de notre prochain, lorsqu'il est abîmé dans l'horreur. Nous sortirons du goût du néant qui nous guette tous pour revenir dans la sérénité et la joie du monde.

Et d'écrire avec le poète Dante :

« E quindi uscimmo a riveder le stelle. »[1]

© Groupe Eyrolles

---

1. « Et là nous sortîmes pour voir les étoiles. »

Première partie

Accueillir
sa dépression

Chapitre 1

Être ou n'être pas, voilà la question

« Que voulez-vous, je ne peux pas naître »

« To be or not to be, that's the question. »[1]
SHAKESPEARE, *Hamlet.*

« Que voulez-vous, je ne peux pas naître. »
Samuel BECKETT

Éloge de la dépression

Ce que je défends dans ce livre peut sembler paradoxal, mais je le vérifie chaque jour : *la dépression est une seconde chance de bonheur* dans la vie. Je prends le mot « chance » comme une nouvelle donne, une possibilité d'infléchir sa vie dans le sens de

---

1. On me pardonnera la traduction toute personnelle de cette phrase de Shakespeare, qui introduit dans le texte initial (sans ponctuation) une simple virgule qui met en lumière le sens fort de l'interrogation d'Hamlet.

© Groupe Eyrolles

13

son désir, la première étant celle qui régit les hasards de notre naissance. Personne ne peut agir sur les hasards de la naissance, mais chacun peut, pas à pas et à la faveur d'une crise, infléchir sa vie.

Naître biologiquement n'est pas forcément venir au monde, ni exister à sa propre vie. À la naissance, une carte d'identité vient nous confirmer qu'il y a une place à notre nom dans l'humanité. Pourtant, notre *identité personnelle* n'est pas forcément issue du désir de nos deux parents, de notre nom patrimonial, et de la préhistoire familiale. Elle reste à construire avec notre *désir* personnel.

Pour quelle(s) raison(s) ce processus de construction de soi est-il parfois interrompu, suspendu, éteint ?

Pour quelle(s) raison(s) ce travail n'est-il parfois jamais entrepris ?

Pour quelle(s) raison(s) l'être se met-il parfois hors de la vie, dans une sorte de dévitalisation de ses fonctions psychiques et physiques, le maintenant dans la momification, l'hibernation, l'anesthésie, jusqu'à ce qu'éclate, à la faveur d'un incident de la vie, une dépression ?

Pour quelle(s) raison(s) certains ne saisissent-ils pas cette seconde chance de naître à soi-même ?

La vie, extraordinaire thérapeute

La vie est un extraordinaire thérapeute : nul ne peut échapper à son histoire. À la faveur d'un événement fortuit, elle nous fait entendre un signal d'alarme qui vient comme une fièvre nous signaler que ça ne va pas et qu'il faut aller y voir. Voir dans l'*Autrefois*.

« Beckett a souffert comme un damné et son œuvre n'est qu'une longue coulée de souffrance », écrit Charles Juliet. Samuel Beckett aurait eu 100 ans en avril 2006. Ce grand poète intemporel a des

© Groupe Eyrolles

14

mots extraordinaires pour décrire la souffrance qui l'a habitée, le poussant à écrire des textes inoubliables qui parlent à chacun de nous :

> « *Que voulez-vous, je ne peux pas naître (…) ils sont tous pareils, ils se laissent tous sauver, ils se laissent tous naître.* »

Il évoque un ressassement qui le pousse à écrire *du dedans*, « (…) conformément aux termes mal compris d'une damnation obscure ».

Nous ne nous étendrons pas ici sur les causes profondes de la haine de soi de Samuel Beckett. Elle a fait l'objet de nombreux essais. Elle est évidemment à chercher dans son enfance, et notamment dans la personnalité de ses parents qui ont divorcé tôt. Le père quitte son épouse qui demeure avec le petit Samuel. Un père bon vivant et qu'il adore, et May, une mère qui se veut exemplaire et qu'il ne peut aimer, car c'est aussi une femme impossible, insomniaque, qui alterne avec lui sévères raclées et démonstrations d'affection. On sent bien comme il fut déchiré entre celui qu'il faudrait tenir à distance (et pour lequel il déborde d'affection), et sa haine pour une mère qu'il devrait aimer.

Comme le souligne Charles Juliet, « Le sujet meurt avant d'atteindre le verbe (…) c'est chaque instant qui est le pire. » Cette manière d'être « claquemuré en lui-même, allant et venant à l'intérieur de sa prison »[1] fait l'essentiel du magnifique théâtre de Samuel Becket, où l'insondable et le tragique voisinent avec la cocasserie la plus loufoque.

La dépression déroute, car elle intervient en général dans un contexte où les raisons semblent absentes ou insuffisantes pour provoquer une telle souffrance. Car, et c'est là le second point que

---

1. Charles Juliet, « Le vertige et l'euphorie », article du *Monde*, 2 juin 2006.

© Groupe Eyrolles

15

j'entends défendre, les raisons rationnelles ne sont pas la cause profonde d'un écroulement dépressif. Elles n'en sont que le déclencheur.

Permettez-moi, à titre d'exemple, de rompre un instant la neutralité du psychanalyste et de retracer sous vos yeux, comme si je parlais d'une patiente, un épisode de ma propre vie qui m'a incitée à partager, dans ce livre, l'idée que la dépression n'est pas une malédiction ou une maladie dont il faut à tout prix se débarrasser, mais une expérience *maturante* qui est aussi une mise au monde.

Je me souviens comme si c'était hier. C'était un jour de février glacial et je marchais dans les rues du quartier Beaubourg, sous la pluie. La veille, le compagnon de seize années de mariage m'avait annoncé, sans autres préparatifs, qu'il entendait mettre fin à notre mariage, car il avait rencontré la femme de sa vie. Et ce n'était pas moi.

Je le vois encore, debout dans la cuisine, le visage blanc mais ferme. Le regard déjà changé. Il m'avait tendu un torchon humide pour le poser sur mon front quand, prise d'un étourdissement, j'avais perdu connaissance et m'étais retrouvée allongée sur le carrelage.

L'année qui précédait cet événement n'avait pas été plus tendre. Ma mère mourait sans prononcer aucune des paroles que j'attendais de sa bouche depuis toujours. C'était comme si j'avais passé ma vie à courir après elle pour qu'elle me reconnaisse. Notre amour profond, fait d'incompréhension passionnée et d'élan fusionnel, s'était terminé sur un appel téléphonique, quelques jours auparavant, alors que déjà elle s'égarait. J'avais l'impression de devoir la supprimer psychiquement pour sauver ma peau, alors qu'elle me quittait dans la réalité de la mort.

L'intrication de la mort symbolique et de la mort réelle d'une personne aimée est une chose atroce à vivre, car elle laisse une

© Groupe Eyrolles

confusion totale entre l'*Aujourd'hui*, l'*Ailleurs* et l'*Autrefois*. Le *réel* pur et dur, et la *réalité* psychique issue de l'histoire de la personne, n'ont rien à voir avec la réalité scientifique. Il résulte de ces amalgames une culpabilité terrible sur laquelle nous reviendrons dans ce livre.

Car la culpabilité est à la base de toute dépression. Pas assez fait, pas bien fait, pas fait comme il ou elle aurait voulu, pas conforme à ce qu'il aurait été bon de faire… sont quelques-unes des phrases qui hantent la culpabilité imaginaire, consciente ou inconsciente, des déprimés. Cette culpabilité n'est issue d'aucune mauvaise action. Elle apparaît lorsque la personne à été victime de maltraitances, d'un manque d'amour ou de relations toxiques avec ses parents ou son entourage. Ce coupable-là est un innocent qui s'ignore.

Oui, je me souviens. Au téléphone, j'avais demandé à une infirmière de prononcer mon prénom à l'oreille de ma mère et de lui dire que j'avais pris le train et que j'arrivais. Rien n'était assez beau pour elle. Je voulais qu'elle soit heureuse. Et je n'allais jamais assez loin dans l'expression de mon amour pour elle. Jamais assez loin dans le sacrifice de ma propre vie. Elle avait 92 ans, mais je voulais encore la sauver de la mort, quitte à lui donner ma vie.

À mon arrivée, ce même après-midi, elle avait tourné son regard vers moi et m'avait demandé, en désignant les murs du centre de Long Séjour où elle avait été transportée : « Dis-moi, comment est-ce qu'on meurt, ici ? » Que répondre aux questions essentielles des mourants ? Comment mettre fin à l'incessant babillage qui signe le langage de ceux qui vont vivre encore pour un temps dans la légèreté de l'être, et de l'inévitable mensonge social ? Devais-je mentir ? La rassurer ? Devais-je au contraire lui dire la vérité et acquiescer au sentiment de sa finitude proche, et risquer de l'effrayer ? Tout dans notre culture nous laisse dans l'ignorance des besoins de ceux qui partent. Nous avons effacé de nos vies la

© Groupe Eyrolles

17

vieillesse et la mort, et c'est une des raisons pour lesquelles notre culture tout entière se déprime.

Je réfléchissais, et le temps d'un éclair, je me souvins que dans le train qui m'amenait vers elle, j'avais parcouru un journal abandonné sur la banquette par un passager. Le couturier Christian Lacroix y répondait au questionnaire de Proust. À la question « Comment souhaitez-vous mourir ? », Christian Lacroix avait répondu simplement « calmement ». Reprenant cette réponse à mon compte, je me penchai tendrement vers ma mère et lui murmurai : « calmement ». « Ah, c'est bien, ça ! », soupira-t-elle, rassurée, avant de s'endormir dans mes bras.

J'hésitais, réduite aux conjectures approximatives et maudissant mon impuissance. J'avais voulu être la Superwoman de l'amour, ignorant qu'en endossant ce projet, je refaisais la même trajectoire que celle qu'avait faite, quarante ans plus tôt, ma propre mère. Chaque moment arraché au soin de son confort personnel était à bannir comme un manque d'amour pour l'Aimée. Chaque minute consacrée à mon plaisir, à mes projets, était comme lui enlever la vie.

Oui, je me souviens, la pluie me battait le visage et se mélangeait à mes larmes. La ville soudain paraissait tentaculaire et hostile, et moi toute petite là-dedans, accablée. Comme Alice au pays des merveilles, j'avais complètement rétréci. En quelques heures, un nouveau-né affolé s'était logé dans mon cœur. J'étais orpheline, plus rien ne me tenait en vie. Ces deux absences avaient en un instant modifié tout mon environnement physique et psychique. Même l'espace s'était modifié, et tandis que je marchais pliée en deux sur une douleur terrible, avec la sensation qu'une main géante vêtue d'un gant de boxe me coupait le souffle après m'avoir frappé en plein cœur, je perdis littéralement l'équilibre. Plus rien ne me soutenait, pas même mon squelette, et je flottais avec écœurement dans

18

© Groupe Eyrolles

un univers nauséeux sans centre ni fixation où m'accrocher. Ma mort, pensais-je, était imminente, car il était impossible de survivre à une telle douleur.

*C'était bien le pays d'*Alice au pays des merveilles *dans lequel j'allais pénétrer sans le savoir. Partagée entre l'horreur (personne n'aime avoir le sentiment de rétrécir, ne serait-ce que pour pénétrer dans une nouvelle maison), et l'émerveillement (un pays où les animaux parlent et où les chats sourient est un pays de transgression et de symboles), où des choses extraordinaires que l'on croyait impossibles peuvent exister, pour peu que l'on accepte de laisser de côté bon nombre de certitudes rationnelles pour entrer dans sa maison,* son *propre intérieur.*

On m'avait laissée tomber alors que je n'avais pas encore appris à marcher toute seule ! Je n'avais même pas de colonne vertébrale ! Et ce sentiment de chute était poignant. Je tombai sur le pavé mouillé de la rue en me tordant une cheville, et des mains jeunes et compatissantes me relevèrent. Curieusement, je ne pouvais plus me tenir debout, et il me semblait que le banal pavé parisien était rempli de trous noirs dans lesquels j'allais sombrer corps et biens. De temps en temps, le fantôme du bras de mon mari venait enlacer ma taille, m'amenant à me pencher légèrement de son côté, comme il le faisait au temps où nous cheminions de concert, nous félicitant que nos pas s'accordent si bien. Et j'avais l'impression que jamais je ne pourrais remarcher droite sans regretter, comme on regrette un membre amputé, sa présence forte et soutenante.

Je ne souhaite pas ici faire étalage de dolorisme. Nous avons tous notre lot d'épreuves et de deuils, et ils font partie de la vie. Nul besoin de s'alarmer exagérément de la tristesse, car elle est l'expression bien naturelle d'une perte. Et la perte, c'est la vie ! Il faut bien que nous vidions notre coupe pour la remplir à nouveau ! En temps normal, tout ceci aurait fait partie des événements que

© Groupe Eyrolles

19

partagent les humains et qui les rendent d'ailleurs plus humains, plus compatissants, plus ouverts aux autres. Plus prompts à partager justement cela, l'humaine présence de l'autre, pour en finir avec la solitude* extrême. Lentement, le temps m'aurait permis de retrouver mon souffle et de me réorganiser autour de ces disparitions, jusqu'au retour du bonheur de vivre.

Or, il n'en fut rien. Peu à peu, l'impression de tomber sans forces s'accentua. Le monde entier s'écroulait avec mon monde personnel. La fatigue immense envahit mes jours. Quelque chose se fissurait à l'intérieur, et je pensais à la fission de l'atome. Mon corps entier réagissait à une logique inconnue. Le cœur, stimulé absurdement par un souvenir, une odeur, une image interne ou externe, une parole, battait souvent la chamade dans un rythme affolant. Comme si une excitation interne insoutenable, qui ne portait pas de nom et qui était encore irreprésentable, allait le faire éclater.

Les trous noirs sous mes pas, les réveils à l'aube, couverte de sueur, le cœur qui bat la chamade puis l'impossibilité d'articuler une parole furent quotidiens. Mon univers se recouvrit ensuite d'une sorte de voile gris, ni bon ni mauvais, mais qui me plongeait littéralement hors du tumulte de la vie. Plus rien n'avait de saveur. J'avais peur du matin au soir. Je n'avais pas envie de mourir, simplement je n'avais plus envie de vivre et je continuais d'accumuler les gestes du quotidien sans aucun désir. D'ailleurs, le désir lui-même avait disparu de mon existence. C'était quelque chose de très physique, comme si on avait débranché une pile.

Parfois, la douleur était tellement forte que je m'étonnais de ne pas mourir foudroyée. Finalement, cela aurait été la chose la plus naturelle : mourir instantanément et sans le savoir. Mais il vivait, me disais-je, en pensant à ce corps qui savait mieux que moi ce qu'il devait faire et qui s'accrochait à la vie. Je l'encourageais d'une pensée et, au prix d'efforts gigantesques, je continuais à me nourrir,

© Groupe Eyrolles

à parler, à marcher, et le travail était le seul moment où la douleur disparaissait un peu. J'abusais de cet antidépresseur naturel.

Les mois passèrent, les printemps fleurirent et se fanèrent sans que l'univers gris ne s'éclaircisse. Il fallait bien me l'avouer, j'étais en dépression.

Accueillir sa dépression

Faudrait-il écrire ici que « je rentrais » en dépression, comme on dirait « entrer » dans les ordres, tant est forte ma conviction qu'il est souhaitable que la personne qui désire « en sortir » accepte dans un premier temps d'y « entrer » ?

Oui, contrairement à l'opinion répandue, l'attitude la plus saine n'est pas de combattre sa dépression, mais de l'accepter comme porteuse de potentialités pour soi-même, pour peu que l'on accepte de remettre en question son regard sur soi-même. Accueillir sa dépression est le premier geste à faire pour soi-même.

Ferenszci, grand ami de Freud et initiateur des psychothérapies analytiques, plus « élastiques » dans leurs applications, y voyait une tentative de l'être, à l'image des saisons, de se mettre en état de « glaciation », de repos momentané, pour ne pas mourir sous l'impact trop intense de traumatismes inconscients.

Cette proposition vous choquera sans doute tant l'image guerrière d'un « battant » invincible, qui maîtrise ses émotions de manière immuable, empoisonne notre culture, mais la dépression est une protection qui empêche l'être intérieur de mourir en ralentissant ses fonctions, le temps qu'il donne sens à ce qui lui arrive.

Inutile de dire que presser le mouvement ou inviter la personne à faire plus vite pour moins souffrir est une grave erreur, que font encore certains psychothérapeutes.

© Groupe Eyrolles

Sans parler de l'entourage qui souhaite sincèrement le retour de la bonne humeur et qui n'y va pas de main morte en pieux conseils.

Patience et longueur de temps sont absolument nécessaires au déprimé. Il y a un chemin à faire, pas à pas, pour traverser la forêt obscure dont parlait déjà le poète Dante, comme apparaissant immuablement à mi-chemin de la vie.

Pensez à *Alice au pays des merveilles* ! Croyez-vous vraiment qu'elle est prête, en suivant le lapin (l'enfance), à découvrir les merveilles qui vont lui apparaître si elle n'accepte pas le chemin *initiatique* : revenir dans l'enfance, perdre le sens commun pour donner un sens personnel aux événements, transgresser, cesser d'être la gentille Alice, faire face à la terrible reine, apprendre à lui dire « non » ? Alice va d'étonnement en étonnement. C'est définitivement la fin de l'enfance et de la toute-puissance que la gentille Alice traverse, accompagnée par les interlocuteurs de son enfance.

Il s'agit bien de prendre conscience de son mal-être et de son désespoir en allant le dire à qui peut l'entendre : le psychanalyste. Il faut également avoir conscience que la dépression n'est pas un ennemi à combattre, mais un *passage* à accueillir, une *étape initiatique* porteuse d'une naissance* à soi-même. Celui ou celle que l'on a jamais osé être.

Petite déprime ou grosse dépression ?

Mais comment différencier, direz-vous, la déprime inévitable qui suit un événement désagréable – la dépressivité* – de la vraie dépression ?

Trois éléments caractérisent la dépression : la perte de l'élan vital, l'humeur noire durable et la très grande souffrance morale.

La perte de l'élan vital : c'est la libido* – au sens le plus vaste du terme, la pulsion de vie* – qui disparaît totalement. Une fatigue intense et durable s'installe, la personne n'a plus envie de rien. Le

© Groupe Eyrolles

sommeil est perturbé avec des réveils brutaux et très matinaux ou, au contraire, on a envie de dormir en permanence avec un désir de se terrer sous la couette, loin du monde. On ne veut plus se lever le matin. Il y a une diminution générale de l'appétit de vivre avec une baisse du désir sexuel et de l'activité mentale. On ne tente plus rien, on n'ose plus rien ; l'énergie est totalement absente.

L'humeur noire durable : le regard sur la vie est tragique, la vision est pessimiste. La négativité imprègne toute chose. Mais c'est surtout l'aspect morne, maussade, sans couleur qui imbibe la totalité de l'existence. Parfois, cet aspect est tellement redouté – et « interdit » par nos sociétés – qu'il est remplacé par une agitation (dans l'action, le sport, les conduites addictives qui amènent des sensations fortes) destinée à dissimuler un pénible sentiment d'*inexistence*, notamment chez les femmes. Tout l'impact est mis sur l'apparence chez ces petites poupées Barbie désespérées qui affichent un sourire perpétuel et peuplent les sitcoms télévisuels. L'anorexie, la boulimie, ainsi que d'autres comportements compulsifs (achats, chirurgie esthétique) sont l'indication d'une dépression et d'une souffrance qui se nient.

La très grande souffrance morale : la culpabilité et la sensation de mort sont les sentiments qui habitent la personne en dépression. La personne déprimée est en grande souffrance parce que parfaitement consciente de son état et dans le dénigrement de soi-même. Son estime de soi est au plus bas. Elle a le sentiment d'avoir tout raté, à commencer par sa vie, et ne voit pas comment et par quel miracle modifier cela. L'angoisse est forte, surtout au petit matin, accompagnée d'un sentiment d'urgence lui-même accompagné d'un sentiment aigu d'être dans une impasse et de n'avoir aucune possibilité d'en sortir. La personne se sent bloquée sur place dans un lieu de l'être absolument invivable. Elle est désespérée de peser à son entourage et de causer problème. Elle s'accuse de tous les maux du monde et tout lui semble sans espoir.

© Groupe Eyrolles

23

La dépression effraie d'autant plus que sa cause n'apparaît pas visiblement. On craint la folie puisqu'il y a une perte importante des repères. Elle déconcerte le monde médical qui accumule, sans résultats notables, les examens et les explorations physiologiques.

La dépression vient de l'*Ailleurs* et de l'*Autrefois*

La thèse que je défends ici est la suivante : contrairement à ce qu'écrit l'écrivain William Styron « jamais je ne saurais ce qui a causé ma dépression, de même que jamais personne ne le saura en ce qui concerne la sienne », on peut détecter les causes d'une dépression.

Il y a toujours une cause profonde à la dépression, et cette cause, pour peu qu'on la recherche de la bonne manière, peut être dévoilée et surmontée, voire guérie.

Et cette cause n'est pas dans l'*Aujourd'hui* mais dans l'*Ailleurs* (la vie psychique, l'inconscient) et l'*Autrefois*, qui est l'histoire même de la personne. Parfois même sa-préhistoire, c'est-à-dire celle des générations passées, parents, grands-parents, oncles, tantes, frères ou sœurs.

J'affirme que tout ce qui advient de déplaisant à un être humain dans sa vie psychique est le résultat de la méconnaissance de son histoire et de celle de ses parents.

Non seulement la dépression n'est pas due à l'événement récent qui la déclenche, mais ses causes dans l'*Autrefois* et l'*Ailleurs* de la vie psychique sont sans commune mesure avec les conséquences. Un détail insignifiant, un malentendu, un mensonge qui aurait été anodin pour quelqu'un d'autre peut entraîner un écroulement beaucoup plus tard. Parfois même deux ou trois générations plus tard.

Dans le cas de William Styron, l'abus d'alcool et la prise de médicaments sont sans doute les déclencheurs. Mais il faut lire

© Groupe Eyrolles

24

l'admirable et terrifiant récit de la mort de sa mère pour comprendre enfin ce qu'a eu d'intolérable une telle douleur chez l'enfant qu'il était. Intolérable qu'il n'a d'ailleurs cessé d'évoquer dans ses différents récits, et qui a sans doute laissé de graves traces inconscientes dans sa vie psychique. Traces qu'il n'a cessé de nier. Il l'écrit d'ailleurs dans l'ouvrage *Un matin de Virginie* :

> « *Chacun de nous invente ses propres moyens pour échapper à l'intolérable. Parfois, à force de fantasmes, nous parvenons à en nier l'existence.* »[1]

C'est bien l'œuvre du refoulement* qui est décrite là. Car on ne peut pas donner sens à quelque chose qu'on ignore. Parce qu'on ne vous l'a pas dit, on vous l'a caché, parce qu'on vous a menti ou parce que la conscience de cet événement est tellement douloureuse qu'on a préféré, inconsciemment, la refouler dans l'inconscient pour ne pas être détruit.

Je pense à une jeune fille que ses parents ont amenée en consultation parce qu'elle s'évanouissait sans cesse. Et qui m'a avoué ne pas supporter l'idée du divorce de ses parents. Les évanouissements ont cessé du jour au lendemain, lorsque j'ai émis l'hypothèse qu'elle préférait s'évanouir que de souffrir.

Quatre grands axes seront explorés dans ce livre, qui vous permettront de mieux comprendre la dépression et de mieux soutenir ceux de vos proches qui en sont atteints :

* la dépression est un événement naturel de la vie ;
* la dépression est une seconde chance de naître à soi-même ;
* la dépression immobilise l'être dans son évolution jusqu'à ce que la cause profonde soit débusquée et parlée ;
* on sort de sa dépression beaucoup mieux qu'avant.

---

1. William Styron, *Un matin de Virginie, Trois histoires de jeunesse*, Gallimard, 1996.

© Groupe Eyrolles

25

La dépression, un événement naturel de la vie, est comme une fièvre qui viendrait signaler qu'une partie de notre histoire est souffrante et que pour continuer notre route dans la vie, il faut s'en occuper attentivement. Elle peut arriver à n'importe qui et n'est nullement l'apanage des enfances difficiles. Elle n'est pas une maladie physique à soigner avec vigueur par des médicaments – bien que ceux-ci soient parfois passagèrement nécessaires –, mais un *processus de maturation*, une sorte de guérison* du cœur à travers des changements et des transformations devenus inévitables autant que nécessaires à un certain moment de la vie.

La dépression est une seconde chance dans la vie, car elle permet à une personnalité qui se construit de travers, avec toutes les conséquences que cela peut avoir pour sa vie, de devenir enfin soi. Celui ou celle qu'il (elle) n'avait jamais osé être. Certaines dépressions apparaissent en même temps que certaines maladies physiques, mais dans la majorité des cas, les sources profondes de la dépression résident dans notre enfance. Les médicaments, s'ils apaisent momentanément la souffrance, ne permettent pas à la personne de revenir sur son histoire et d'effectuer l'indispensable travail de *mise en sens*. Puis d'en tirer parti pour effectuer l'évolution nécessaire dans son *Aujourd'hui*.

La dépression immobilise l'être dans son évolution, hors du temps conscient, et dans l'*Ailleurs*** de l'inconscient,** si un travail psychanalytique n'est pas entamé pour chercher sa cause profonde. C'est-à-dire dans ce qui a été vécu autrefois et qui est aujourd'hui oublié, refoulé, inconscient. À un moment donné, un événement sert de déclencheur, et *Aujourd'hui* appuie sur *Hier* et *Ailleurs*, causant une souffrance intolérable.

Psychanalyser, c'est pénétrer bien accompagné dans ce « disque dur » de l'inconscient et établir des connections entre l'*Aujourd'hui*, l'*Ailleurs*, l'*Autrefois*, pour relier en elles des représentations qui vont donner forme à une *conscience* : « Comprendre fait un

© Groupe Eyrolles

26

bien fou ! », dit une patiente, découvrant « qu'elle n'était pas folle » et que ses pressentiments étaient justes : elle avait bien été adoptée.

On sort d'une dépression beaucoup mieux qu'avant. Mais nul ne peut « sortir » de sa dépression s'il n'a consenti à y « entrer ». Parfois, des évolutions spectaculaires ont lieu comme autant de *métamorphoses* : un travail alimentaire disparaît au profit d'une passion que l'on n'avait jamais abordée de crainte d'échouer. Un mariage chancelant prend une profondeur relationnelle nouvelle. Une énergie irrigue les jours et la vie sexuelle d'un couple. Tout simplement, la plupart du temps on se retrouve plus adulte, plus humain, plus apte à s'aimer soi-même, à se préférer, à se pardonner. À créer.

Nos émotions ont toujours une raison[1], et il convient absolument de la chercher même si elle n'est pas apparente ou accessible à la conscience. Surtout quand ces émotions sont négatives (colère, rage, peur, etc.). Pour cela, il faut revenir en arrière pour comprendre ce qui a fait si mal *Hier* et qu'un événement d'*Aujourd'hui* vient raviver. On comprend mieux que la volonté n'a rien à faire dans ce processus : il ne s'agit nullement de *ne pas vouloir* poursuivre et revenir dans la vie ; c'est juste que la personne ne le *peut pas*. Elle est immobilisée dans son parcours et comme attachée à un événement passé qui lui est inconnu. C'est pour cette raison que l'on a souvent associé, à tort, la dépression à la maladie mentale. Ce qu'elle n'est pas.

Elle est un événement transitoire de la vie qui paraît absurde et fou puisqu'on ne discerne pas la raison de son apparition. Cette raison existe pourtant. Et c'est en cela même que la dépression se différencie du simple chagrin ou de la souffrance ordinaire que la vie parfois ne ménage pas.

---

1. Marie-Louise Pierson, *L'Intelligence Relationnelle*, Éditions d'Organisation, 2003.

© Groupe Eyrolles

Dans certains cas, l'événement pénible – deuil, perte d'emploi, départ des enfants, divorce – est vécu dans la souffrance ordinaire et, peu à peu, avec le temps, les choses rentrent dans l'ordre.

Dans d'autres cas, cet événement pénible vient raviver une souffrance ancienne éprouvée dans l'enfance, enkystée*, encryptée, disent certains psychanalystes, mal ou pas cicatrisée, toujours oubliée ou refoulée, et l'être est terrassé d'une manière incompréhensible pour lui, ce qui ravive encore sa peur et sa souffrance. Son entourage ne lésine pas sur les pieux conseils de type « Secoue-toi » ou « Prends sur toi », alors que la personne se vit dans une terreur et un manque de vitalité absolue. Elle ne peut pas faire mieux, même si elle le souhaite de toutes ses forces. L'ombre de la folie plane sur des émotions incohérentes que l'on ne parvient plus à *relier* à leur cause. Et cette peur de la folie accroît encore la peur, qui devient rapidement *la peur de la peur.*

Les mots pour *se* dire : le *parlêtre*

Cette peur, je l'ai un jour exprimée à une femme qui m'attendait en silence, les mains posées sur ses genoux, immobile. Ma première psychanalyste. Je déversai tout en vrac et elle me laissa faire. Elle me laissa sangloter ainsi pendant de longues semaines, puis sans mot dire, elle écoutait. Elle n'avait pas peur de ma peur, elle était là, elle comprenait. Que de tels lieux d'écoute existent est à l'honneur de notre culture.

C'est ainsi que commença ma rencontre émerveillée avec la psychanalyse. L'accompagnement, pas à pas, de la redécouverte de ce que le bébé, la petite-fille, puis la jeune fille, et enfin la jeune femme, avaient vécu et souffert dans son Ailleurs *et dans son* Autrefois.

Le psychanalyste Jacques Lacan, évoquant le travail de mise au monde effectué par les mots, l'avait nommé le « parlêtre* ».

© Groupe Eyrolles

Répétons-le, ce n'est ni le licenciement, ni la perte de l'être aimé, ni l'échec sentimental qui sont la cause profonde de la dépression. Ils agissent simplement comme élément déclencheur. L'origine profonde de la dépression est toujours dans l'histoire personnelle de chacun et dans les péripéties de l'enfance. Elle réside souvent dans les mensonges racontés à un enfant, dans les épreuves vécues, dans les mauvais traitements dont il a été victime, dans les secrets de famille qui ont marqué sa destinée, dans les manques auxquels il n'a pu faire face, dans le soutien qui lui a manqué. Mais aussi dans les *fidélités cachées* qu'il entretiendra pour ne pas trahir les siens, dans les illusions qu'il refuse de quitter, dans les maltraitances subies en son âme innocente et qu'il risque de perpétrer à son tour comme les seuls témoignages d'amour qu'il a connus.

Car la dépression prend racine sur une culpabilité ancienne inconsciente vécue autrefois par l'*enfant intérieur* lors d'événements familiaux qui l'ont amené à être la petite victime innocente et maltraitée des événements. Divorces, dépression d'un parent, abus sexuels, mais aussi abus d'autorité, humiliation, manque d'amour, rejet… sont autant de blessures qui amputent l'amour et le soutien dont l'enfant a eu tellement besoin.

L'enfant assistant à la souffrance de ses parents se taira pour ne pas gêner et accroître le poids qui pèse sur eux. Mais il deviendra vite un coupable potentiel, convaincu qu'il est la cause de la souffrance de ses parents, avant de se transformer en petit buvard à angoisse. Oui, l'enfant est un papier buvard. Toute son énergie, au lieu d'être investie dans sa croissance personnelle, consistera à *absorber* l'angoisse autour de lui et à tenter de résoudre les problèmes de ses parents. Il prendra ainsi l'habitude de ne pas se préférer et fera passer les demandes des autres en priorité. Et comme il n'arrivera pas à arranger les choses, son estime de soi sera atteinte et il entrera dans une logique compliquée d'expiation qui engendrera une sévérité excessive à l'égard de sa propre vie.

© Groupe Eyrolles

29

Il risque alors de s'interdire le bonheur en faisant échouer ses projets. Ceci s'ajoutera à sa haine de soi qui elle-même engendrera de la dépressivité. On voit bien comment le cercle vicieux se met en place.

Le retour du bonheur

Nous parlerons du bonheur, ce mot frelaté, à la fin de ce livre. Il demande certes un commentaire.

Pour ma part, deux fois je pensai arrêter mon analyse, me pensant guérie. J'allais bien depuis longtemps. Deux fois l'analyste m'en dissuada et – je m'en félicite aujourd'hui – je restai. Car c'est tout à la fin, à un moment très banal, alors que toutes les causes de ma dépression avaient été abondamment explorées, et notamment une estime de soi en berne et une culpabilité écrasante, que me revint en mémoire un détail, un humble petit détail de rien du tout, une brouille invisible à l'œil non exercé, qui avait eu une conséquence considérable sur ma vie affective, à travers une forme de culpabilité s'exprimant dans la haine de soi-même absolument terrifiante.

Sa voix tranquille, qui jamais n'insistait, me fit remarquer posément que j'allais passer sous silence, une fois encore, ce petit détail, et que cela m'arrangeait bien, car cela me permettait de continuer d'idéaliser mon père, l'être qui m'avait si mal traitée et laissée tomber (et les hommes que j'aimais après lui), sans me poser la question de son vrai *regard sur moi. Finalement, il m'avait non seulement abandonnée, mais il l'avait fait d'une manière telle que j'avais mille raisons de me croire incapable d'attirer et de conserver l'amour d'un homme. Je préférais être « coupable » de son départ plutôt que d'admettre la tiédeur de son amour pour moi. Son indifférence.*

Dire qu'avec une bonne interprétation c'est le ciel qui vous tombe sur la tête est une métaphore usée, mais qui correspond bien au

© Groupe Eyrolles

30

choc profondément mutatif qui peut tout changer de votre vision de vous-même et vous débarrasser, d'un coup, d'une terrible souffrance.

La vie se recomposa autour de moi et reprit peu à peu sa forme vivante. Je sus que je ne mourais pas, enfin pas tout de suite et comme tout le monde. Il fallait reconstruire, cesser d'être la bonne fille. *Oser haïr, prendre, rejeter... enfin, se préférer.*

Et comme le disait une de mes patientes, « le chic de la vie revint ! ». Ses couleurs, son goût et ses saveurs inimitables, ses rires, et l'envie d'aimer à nouveau. Mais de manière différente.

On aura compris que ce livre n'aurait pas été ce qu'il est si, il y a bien longtemps, je n'avais eu à traverser moi-même cet étrange passage initiatique pour devenir moi-même. Alice est aujourd'hui au pays des merveilles, et c'est moi. Ce « savoir » sur la dépression ne vient donc pas d'une expertise universitaire acquise dans les livres – encore qu'elle soit fort utile – mais d'une expérience personnelle. De la traversée singulière d'un passage de la vie, bien accompagné.

Qu'on me pardonne donc d'enfreindre la règle, si c'est pour la bonne cause. Et pour dire que comme il y a une raison à nos émotions, il y a une raison à la dépression. Cherchez-la, là où elle est. Dans votre inconscient. Ce n'est pas parce qu'il n'existe pas d'explication rationnelle ou visible *ici et maintenant** que celle-ci n'existe pas.

Prenez le temps qu'il faut. Donnez-vous le temps de cette parenthèse indispensable dans le *vite* de la vie. Acceptez le rythme régulier des séances, le temps de tout dire, l'investissement financier. Saisissez, à travers cette crise, l'opportunité de faire une pause. Investissez ce sas de décompression. Atterrissez ! Il y a, au bout de ce terrifiant tunnel – où se distinguent, enfin sans fards, la vie et la mort, la fragilité humaine, la précarité du vivant et son

© Groupe Eyrolles

31

extrême ténacité, l'indicible de certaines expériences humaines –, le retour du bonheur tel que vous ne l'avez jamais connu avant.

Ce livre ne prétend pas explorer la totalité des formes cliniques de la dépression (il existe des formes dont l'origine est organique : certains médicaments, certaines maladies, certains changements hormonaux s'accompagnent de syndromes dépressifs) ni donner le mode d'emploi de la guérison, car celui-ci n'existe pas, et cela fait partie des premières découvertes que vous ferez : même si l'aide existe, on ne peut compter que sur soi-même, et chacun doit chercher sa voie à travers son histoire consciente et inconsciente.

Il y a souvent à l'origine de la dépression un secret de famille[1], parfois un traumatisme dû à des mauvais traitements, parfois encore une *dette d'amour* impossible à rembourser. Il faut savoir que la violence et la gravité d'un traumatisme n'ont rien à voir avec sa cause. Il y a des traumatismes que l'on juge terrifiants et qui sont pourtant fort bien vécus. Alors que parfois, un détail tout bête, passé presque inaperçu, peut être à l'origine de conséquences terribles.

J'ai écrit ce livre pour vous assurer qu'une dépression traversée en étant bien accompagné(e) est une aventure intérieure formidable qui ouvre la porte de possibles inconnus jusqu'alors. Car nul n'échappe à son histoire, et pour paraphraser le poète Pierre Loti, qui disait à la mort de sa mère « ma mère m'ouvre », la dépression – qui est une forme de renaissance* – vous ouvre au monde, à la vie, au bonheur d'être retrouvé.

---

1. Voir à ce sujet Philippe Grunberg, *Le secret*, Grasset, 2005.

© Groupe Eyrolles

Rendez-vous avec vous-même

> *Quel est le plus ancien souvenir dont votre mémoire a gardé la trace ?*

La dépression est un rendez-vous important avec soi-même. Mettez-vous au calme et fermez les yeux ; et pour commencer à faire connaissance avec vous-même et à retrouver votre histoire, répondez à la question suivante :

Quel est le plus ancien souvenir dont votre mémoire a gardé la trace ?

....
....
....
....
....
....
....
....
....
....
....
....
....
....
....
....
....
....
....

© Groupe Eyrolles

Vous avez essayé de faire cet exercice, mais aucun souvenir ancien n'est revenu à votre mémoire. Ne désespérez pas ! Asseyez-vous dans un endroit calme et fermez les yeux. Transportez-vous mentalement dans votre chambre d'enfant. Laquelle ? Peu importe ! Entrez dans cette chambre par la porte et regardez les murs. De quelle couleur sont-ils ? Et la fenêtre, où est-elle ? Et le petit lit, et celui de vos frères et sœurs, où sont-ils ? Souvenez-vous de l'endroit où étaient les autres pièces de la maison (la cuisine, la chambre de vos parents, etc.).

Plus difficile : souvenez-vous de l'odeur de votre chambre d'enfant. De celle de l'appartement.

Si cette chambre est relativement récente (chambre d'étudiant), reprenez votre voyage à rebours dans les différentes chambres d'enfant que vous avez occupées, jusqu'à la plus ancienne.

Voilà, vous y êtes ! Vous constaterez que vous avez une mémoire vivante beaucoup plus grande que vous ne le pensiez.

Écrivez ci-dessous vos souvenirs :

....
....
....
....
....
....
....
....
....
....
....
....
....
....

© Groupe Eyrolles

Chapitre 2

L'enfant-médecin

« *J'en ai marre d'être morte !* »

> « *Plus un voyageur élargit le cercle de son savoir,
> plus il est isolé, seul avec l'Univers.* »
> J.-A. MOERENHOUT, *Voyages aux îles du Grand Océan.*

Ailleurs, Autrefois, il y a toujours une cause à la dépression

L'abus d'alcool ou de tabac est directement corrélé à la dépression, mais ces pratiques apparaissent davantage comme des solutions spontanées à un sentiment profond de mal-être plutôt que comme une cause de dépression. Elles révèlent une souffrance qui n'a pas trouvé d'autres voies pour s'exprimer, ou qui se dissimule à elle-même. L'alcool est un anesthésiant et permet de maquiller une souffrance derrière la nécessité de rituels sociaux acceptés par tous.

Il existe bien d'autres comportements révélant souvent une dépression qui ne dit pas son nom. Parfois rassemblés sous le nom de « conduites à risque », ces comportements expriment une violence déguisée que la personne retourne contre elle-même et

© Groupe Eyrolles

35

sont un indice de dépression. Je n'hésite pas à inclure dans ce groupe l'abus de sport, de régimes, de sexe ou encore la consommation prolongée de drogues, y compris les drogues douces.

Julien a perdu le chic de la vie

« Je ne sais pas ce que j'ai, mais j'ai perdu le chic de la vie », m'annonce Julien, vingt-six ans, qui souffre d'insomnies et a sans cesse mal au dos, au point qu'il doit s'allonger sans bouger sur le sol pour lire. Il est épuisé et se plaint d'angines à répétition. Il n'a plus envie de vivre.

Cette délibidinalisation qui laisse la personne dévitalisée est le propre de la dépression. Son kinésithérapeute me l'envoie après des années de traitement pour son dos, car il ne peut rien faire de plus, dit-il. Julien vit depuis cinq ans entre sa chambre et son bureau. Il fume des joints avec des amis et n'arrive plus à dormir. Après de brillantes études couronnées par l'obtention de nombreux diplômes, il n'a eu aucun mal à trouver du travail, mais ce métier dans la fonction publique l'ennuie profondément. Il voudrait bien changer et faire de la musique, mais il n'y arrive pas.

Il dort et se sent perpétuellement épuisé. Il évoque avec fièvre « les nuits passées où je n'en pouvais plus, mais où ma mère me poussait encore à travailler, à revoir mes examens encore et encore... J'avais envie de crier, de lui dire assez ! Assez ! ».

« Est-ce que les chiens peuvent être déprimés ? », me demande Lisa qui vient consulter. Mais oui ! Ainsi que les enfants et les adolescents. Les bébés mêmes sont déprimés et l'expriment avec leurs propres moyens : perte d'appétit, regard vague et peu vivant, expression triste, problèmes de peau, etc.

Pour les adultes, la dépression concerne prioritairement tous les stades et tous les événements de la vie qui concernent la perte : nid vide au départ des enfants, deuils, ruptures amoureuses,

© Groupe Eyrolles

ménopause, *post-partum*, traumatismes, divorces, maladies, orientation différente des grands enfants. Sans oublier la dépression d'exil que l'on constate chez les familles de migrants et dont on parle si peu.

Les fêtes et le printemps sont des moments propices à la dépression, car ils sont fortement porteurs de nostalgie et de remémorations. Il en va de même avec Noël et ses réunions familiales qui ravivent les anciennes blessures et le passage du temps. Woody Allen a magistralement évoqué ces instants douloureux dans nombre de ses films.

On ne peut parler de la dépression sans en évoquer ses causes. Elles sont multiples et parfois s'accumulent. Nous n'entrerons pas ici dans le vaste débat que mènent les organicistes et les psychologistes. Nous *avons* un corps et nous *sommes* un corps, évidence qui parle d'elle-même. Comment séparer la *psyché**, notre âme, notre identité, notre conscience, de notre *soma*, nos organes et nos cellules ? L'être est un sujet qui a des désirs et qui évolue au sein d'une histoire : la sienne. Cette histoire prend racine dans l'*Autrefois* de ses proches.

Les données neurochimiques ne sont pas à opposer aux données psychosociales, elles s'y ajoutent et s'y mêlent. Mais c'est surtout aux données psychiques que nous nous attacherons dans ce livre tant est grande notre impression qu'elles concernent la majorité des personnes et sont porteuses de solutions accessibles à tous.

Le fait de perdre son travail peut être bien vécu par l'un (données psychosociales), alors qu'un autre sombrera dans la dépression et vivra cette perte de façon très douloureuse, en écho sans doute à une autre perte (données de son histoire psychique).

Dans tous les cas de dépression, c'est à l'enfant intérieur qu'il faut revenir. C'est lui qui a été blessé il y a bien longtemps, *Ailleurs*, *Avant*, *Autrefois*, au fond du fond de sa mémoire, dans ce que Freud nomme l'inconscient. Et c'est à la faveur d'une épreuve

© Groupe Eyrolles

d'aujourd'hui (un deuil, une rupture, un licenciement, une maladie) que cette blessure nouvelle – parfois très légère au regard du monde extérieur – forcera sur l'ancienne cicatrice, attisant une douleur intolérable.

Or, cette douleur n'est intolérable que dans la mesure où elle est inconsciente et ne connaît pas sa cause. Un cheminement attentif, un retour vers soi permettent de reprendre là même où l'être a été blessé et où il s'est sclérosé sur sa douleur.

Élisabeth Roudinesco, psychanalyste et historienne, n'hésite pas à dire qu'une dépression bien conduite est une seconde chance dans la vie.

Trois millions de personnes en crise... mais quelle crise ?

Pour la première fois, le baromètre de l'INPES (Institut national de prévention et d'éducation à la santé) consacre un chapitre à la santé mentale des Français, les plus gros consommateurs de psychotropes du monde. Plus de 30 000 personnes sont interrogées[1]. C'est, semble-t-il, entre 35 et 45 ans que les personnes sont les plus vulnérables, et 7,5 % des 15-75 ans ont connu un épisode dépressif l'année passée (en 2005). Certains optent pour les antidépresseurs, tandis que 54 % se dirigent vers une psychothérapie.

Le suicide des adolescents augmente avec la pression qui pèse sur leurs études et, conclut l'article de *Libération*, la dépression sera, dans une vingtaine d'années, le mal du siècle. Ce constat accablant n'est pas si étonnant, eu égard au fait que la France est un grand consommateur d'antidépresseurs.

Selon les récentes expertises de l'OMS (Organisation mondiale de la santé), il y aurait en France plus de trois millions de personnes

---

1. Article paru dans le journal *Libération* le 10 mars 2006.

© Groupe Eyrolles

touchées par la dépression chaque année, ce qui représente plus de 10 % de la population, dont une grande part d'adolescents. Lorsqu'on sait que cette crise existentielle de longue durée (elle dure en moyenne 45 mois) est récurrente dans 80 % des cas si elle n'est pas traitée et parfois même chronique, on a quelques raisons de se pencher sur ce mal qui fit parler de lui dès l'Antiquité, sous le nom de « mélancolie ». Mais qu'entend-on par « traiter » ? Qui est malade ? Et d'ailleurs, la dépression est-elle une maladie ?

Les personnes dépressives ne consultent pas ou souvent trop tard, et les chiffres avancés de dépressions non traitées varient entre 50 et 70 %. Ces souffrances non dites évoluent le plus souvent vers des *somatisations**, et certaines spécialités médicales ou paramédicales (notamment les dermatologues et les kinésithérapeutes) savent bien que derrière la plainte qui leur est adressée, c'est une souffrance psychique qui s'exprime.

Si les personnes en parlent, c'est souvent à leur médecin généraliste, qui prescrit alors des antidépresseurs. Cela s'avère utile dans certains cas, mais la plupart du temps, cette prescription viendra obscurcir un travail de parole et un nécessaire retour sur soi, condition *sine qua non* pour prendre le problème à la racine, à savoir dans la construction, voire la reconstruction identitaire qui a été mal faite ou pas faite du tout. Les personnes souffrant de dépression ne savent pas vers qui se tourner et se demandent ce qui leur arrive.

Une des raisons de la *dénégation** de la souffrance psychique réside dans le regard que la société tout entière porte sur l'être humain, le réduisant à un assemblage d'organes et de comportements normaux ou anormaux, dont il faudra guérir les écarts comme une maladie.

Il suffit de tourner les pages d'un magazine pour constater quelles sont les exigences esthétiques et comportementales qui formatent la vie en société : suradaptabilité* à des modes passagères et parfois

© Groupe Eyrolles

absurdes (la minceur et la tyrannie de l'apparence, par exemple), dynamisme à tout crin (un *must* dans l'entreprise), forme et sourire perpétuels (sous peine de mauvais caractère), bonne humeur affichée et humeur consensuelle (il ne fait pas bon d'avoir une personnalité dans certaines organisations), performances intellectuelles et orientations préférentielles (les mathématiques), réactivité et rapidité à décider (qui prend encore le temps de penser ?), conduite parfaitement urbaine toujours et partout, musellement des émotions, adhésion aux valeurs ambiantes et perte de toute liberté intérieure.

Est-on encore dans les possibilités humaines ?

Le malaise dans la civilisation décrit par Freud, au début du siècle dernier, est amplement exploré par Hanna Arendt, à travers l'étude du totalitarisme, qui ne le dissocie pas de la nature de l'homme moderne : « en organisant l'humanité de telle manière qu'elle avance avec le processus de la Nature ou de l'Histoire comme si tous les hommes n'en faisaient qu'un, (le totalitarisme) emploie en fait la Terre comme moyen pour instituer le désert de l'absence de compagnie, de l'esseulement et de l'atomisation »[1]. Il y a donc un esseulement de l'homme moderne.

Ce formatage nous amène à composer des personnages et à prendre de la distance avec notre authenticité et notre vérité intérieure. **Dans certaines familles, il est littéralement interdit d'éprouver. Encore plus interdit d'exprimer ce que l'on ressent. Le rejet est rapide lorsque ce qui est exprimé n'est pas en accord avec les valeurs ou les idées communes. Avoir une opinion personnelle est entendu comme une trahison.**

La manière de s'habiller, les points de vue différents sur un spectacle, une personne, les regards sur le monde, les attentes et les désirs, les besoins personnels, les opinions diverses, les expé-

---

1. Hanna Arendt, *La nature du totalitarisme*, Payot, 1990.

© Groupe Eyrolles

riences passées, les souvenirs sont autant de richesses enfouies et refoulées au lieu d'être partagées. Michel confesse : « On regarde la télé, le soir, en dînant, car on a peur de se regarder dans les yeux et de commencer à se dire de vraies choses ! Cela nous mènerait trop loin. Il y a trop de passif chez nous. Nous ne réglons jamais nos comptes, et quand on essaie de le faire, c'est l'orage, la peur et la colère qui montent ! Il y en a trop ! Alors on revient au point zéro et on la ferme. »

Ceci pour n'évoquer des causes qui n'engagent pas de grands traumatismes et qui sont communes à une majorité d'entre nous. Mais bien d'autres éléments de notre histoire peuvent nous blesser, et bien souvent nous souhaiterions en parler.

Cuirasses, non-dits, dénégations : revenir à ce qui est

Alors, puisqu'on ne peut en parler, puisqu'en parler est incivil ou interdit, on se construit dans le déni*. On rit aux éclats lorsqu'on est triste. On dit que tout va bien quand tout saigne en soi. Et l'on enfoui très loin sa vérité. On entre dans la dénégation. On perd le lien avec soi.

Qu'est-ce que le déni ? Dénier, c'est prétendre le contraire de ce qui est. De ce que l'on ressent vraiment. De lourds *non-dits* s'accumulent et minent les individus. Une cuirasse s'installe, qui prend parfois l'apparence vive et enjouée de la meilleure santé psychique : « Je ne supporte pas le conflit, je l'esquive, je veux avoir la paix, ne pas être découvert ou sommé de m'expliquer », dit David, qui se décrit lui-même comme un battant dans les affaires.

Une des raisons de la dépression est que la personne dépressive a mis depuis l'enfance de la distance avec son *éprouvé*. « Je me suis cuirassée pour ne pas mourir de tristesse », dit Nicole qui a vu disparaître ses deux parents dans un accident de la route. La souffrance devient alors coutumière, et, avec les émotions, la capacité

© Groupe Eyrolles

41

de ressentir s'émousse. Se met alors en place la « cuirasse caractérielle » évoquée par Wilhelm Reich[1].

Maladie ou crise de croissance ? Beaucoup de personnes ne consultent pas ou s'adressent à la mauvaise personne, par peur de s'avouer à elles-mêmes que leur mal-être n'est pas une maladie. Ou alors qu'ils sont fous ! Ne pas aller bien est devenu socialement incorrect. Le dire, c'est prendre le risque d'être mal jugé et tenu à l'écart. Quelle erreur dans la droite ligne de la disparition des émotions dans nos vies !

L'écrivain Nicolas Fargues décrit bien cette dénégation qui amène à juger comme faibles ceux qui ont recours à « tous ces médocs, tous ces psy et tous ces discours ». Et il poursuit :

> « J'en devenais dédaigneux, méprisant, carrément intolérant. Je ne comprenais pas qu'on puisse être malheureux sans réagir (...). Mais aujourd'hui, j'ai compris qu'il y a des douleurs mentales qui sont trop fortes, trop lourdes à supporter. »[2]

Et puis enfin certains se posent la question philosophique liée à la santé. Les artistes et les créateurs, soumis plus que d'autres à des choix cruciaux, alimentent un questionnement utile. Qu'est-ce que la santé ? *A fortiori*, qu'est-ce que la santé psychique ? Olivier Razac pose des questions importantes qui renvoient à la vision très personnelle de la santé et aux choix que nous pouvons faire dans l'intention d'avoir une vie réussie :

> « La santé, mais qu'appelez-vous donc ainsi ? Qu'est-ce exactement ? La vie la plus longue possible sans souffrir ? Ou bien le maximum de jouissance, d'exubérance,

---

1. Wilhelm Reich est un contemporain de Freud. Il devint ensuite dissident avant d'émigrer aux États-Unis. Il mit au point la bioénergie et l'analyse caractérielle, laquelle insiste sur le rôle des émotions dans le retour de l'énergie libidinale.
2. Nicolas Fargues, *J'étais derrière toi*, P.O.L., 2006.

© Groupe Eyrolles

de créativité, au risque de la brièveté la plus intense ? Y a-t-il d'ailleurs une seule santé ? Ou plusieurs ? »[1]

L'écrivain Charles Juliet fait le récit d'une longue dépression qui accompagna l'élaboration de son *Journal*. Il évoque ce moment où le besoin de vivre s'est emparé de lui :

> « *En intervenant sur ma réalité interne, je m'employais à panser mes blessures, arracher mes entraves, me tirer de mon épuisement (…). Je pense en effet que si on en a les moyens et surtout l'impérieux désir, on peut arriver à se faire naître, à provoquer en soi une mutation, laquelle détermine un autre rapport à soi, aux autres, au monde. »*[2]

Les médecins, mais aussi les kinésithérapeutes, les dermatologues, les gynécologues, sont souvent amenés à intervenir sur des plaintes qui concernent des dépressions. Dans certains cas, ces personnes s'interrogent sur les causes de la dépression, et, n'ayant pas accès à une culture de l'inconscient, y voient des causes organiques qui ne peuvent se soigner que médicalement.

Il est fréquent que ces personnes évoquent la crainte que la dépression se transmette de manière génétique, et refusent de se soigner au prétexte qu'elles seraient atteintes d'un mal inéluctable auquel on ne peut rien, car leur père ou leur grand-père souffrait de ce mal. Tout un pan de la psychologie relaie d'ailleurs ce point de vue que je ne partage pas.

Certes, la maladie mentale existe, et il existe des familles de dépressifs. Certaines formes de dépression mélancoliques sont redoutables, mais la dépression ne se transmet pas, sinon par *imprégnation* psychique et comportementale, au sein de la

1. Olivier Razac, *La grande santé*, Flammarion, 2006.
2. Charles Juliet, « Une œuvre-miroir », *Le monde des livres*.

© Groupe Eyrolles

famille. Et dans ce cas, on peut faire quelque chose avec une psychothérapie analytique.

Retrouver son histoire : le voyage vers l'enfance

C'est vers l'enfance qu'il va falloir revenir, parfois même vers l'enfance des parents et celle des grands-parents. Retrouver parmi les avatars de son histoire ce qui nous empêche d'avancer. « Ce n'est pas vous qui faites un voyage, c'est le voyage qui vous fait », écrit Nicolas Bouvier, merveilleux écrivain voyageur dont le livre culte, l'*Usage du monde*, est en lui-même une initiation et certainement une métaphore de la métamorphose engendrée par certaines crises identitaires. Ce voyage intérieur dans le temps est lui-même une initiation au bon usage du monde.

Et comme il a raison ! Il faut rendre sa noblesse à la dépression qui fait souffrir, mais qui est aussi un rendez-vous avec soi-même. Un voyage qui vous fait et vous élargit, car il amène à quitter le lieu autrefois paradisiaque de l'utérus maternel. Lieu devenu symbolique de mort et de régression. Sentiment d'étroitesse, étouffement, constriction au niveau du cœur, évanouissement sont autant d'images qui reviennent dans la bouche de mes patients. Car la naissance biologique n'est pas nécessairement une mise au monde. Et le monde est là, au dehors, qui attend avec ses risques et ses merveilles.

Il est inévitable que la souffrance soit (comme la fièvre) le signe que quelque chose de la vie n'a pas été mis en place, et que la personne souffre dans un utérus symbolique devenu trop peu nourricier et trop petit. Aussi, si dans sa vie d'adulte on recherche à se maintenir dans le nirvana* maternel entraperçu dans les premiers jours de la vie, on sera bien déçu… et déprimé !

Lorsqu'on parle de dépression, on parle bien d'une demande de mise au monde : « Je suis bloqué ! », entend-on ici et là, et ce n'est pas mal dit ! Quelque chose est venu interrompre l'épanouissement

© Groupe Eyrolles

44

de l'enfant intérieur et son cheminement dans sa vie. Cet enfant est en souffrance, il stagne, il se ronge, il se replie hors de la vie et se coupe de la parole. Les causes de ce repliement sont souvent, et littéralement, une incapacité à sortir de l'utérus maternel, à venir au monde, à prendre sa vraie place dans une vie dont on ne se dissimule plus qu'elle aura, un jour, un terme.

Le monde entier est fantasmé comme la réplique d'un lieu paradisiaque éternel où la mort n'existe pas, où nous serions gentils et obéissants, et tous le seraient avec nous ! Où dire « non » serait interdit. Cet univers que nous avons connu dans la toute petite enfance doit nécessairement subir l'épreuve de la réalité et se transformer.

Parfois, et pour des raisons qui concernent l'histoire des parents, l'enfant intérieur se sent coupable d'entailler l'attente que ses parents ont de lui. Plaire ou décevoir ? Se conformer ou se confronter ? « Je crois que mon mari me trompe, je sens de la trahison partout », exprime Karine, qui projette en fait sur son entourage le sentiment de devoir trahir les attentes de ses parents, attentes parfois légitimes si elles respectent l'identité de l'enfant, mais parfois totalement absurdes, car bien des parents attendent que l'enfant réalise leurs rêves ou soit un double d'eux-mêmes. Pire ! Un double réparateur des torts qui leur ont été faits.

L'enfant *pharmakos* ou l'enfant-médecin

Plutôt que de transgresser ou de se différencier de ses ascendants, de décevoir leurs attentes, d'exister pour soi et en fonction de soi, de remettre en question leurs valeurs, leurs avis, leurs positions de vie et surtout leur regard sur lui, l'enfant intérieur fusionne, obéit, se conforme, et, craignant de faire mal, de décevoir, parfois même de tuer les siens, il devient Enfant *Pharmakos*[1], l'« Enfant-

---

1. *Pharmakos* signifie « médicament » en grec.

© Groupe Eyrolles

45

Médecin ». L'enfant qui ne conçoit sa vie qu'en fonction de celle des autres, pour les guérir, leur faire plaisir et alléger leurs souffrances.

Dans la traversée et l'acceptation de sa dépression, c'est bien alors de séparation, de différenciation, d'individuation, de dé-fusion dont il est question.

La manière dont l'enfant, pour protéger sa famille, prend des rôles qui ne sont pas les siens et se culpabilise lorsque son entreprise est vouée à l'échec, est une des portes d'entrée dans la dépression.

Histoire d'Anna ou comment briser une estime de soi

Anna est venue me voir pour un épuisement profond que la médecine ne parvenait pas à expliquer. Elle a accumulé les examens médicaux sophistiqués, mais on n'a rien trouvé.

D'emblée, deux ou trois choses me frappent en la voyant : elle est toute petite, toute grise, aurais-je envie de dire, la voix plaintive, la mine blême, le cheveu triste ; elle est l'image même de la tristesse ou d'une sorte de dévitalisation de l'être. Elle s'habille sans coquetterie, avec des vêtements sans forme, alors qu'elle tient à la main le porte-clés d'une puissante voiture. Une Porsche. On hésite à préciser son cadre social.

Elle dit pleurer tout le temps, et je remarque que des cernes profonds soulignent ses yeux. Pendant les trois premières séances, elle pleure comme une enfant, avec de profonds sanglots, et n'articule que quelques mots. Plus tard, elle dira : « Je ne comprends pas, tout va bien, mon mari et moi construisons une nouvelle maison dans laquelle nous habiterons bientôt. Somme toute, j'ai eu une enfance heureuse comparée à celle d'autres enfants, et mes parents sont toujours ensemble. Vraiment, je suis super nulle de me plaindre ! Eux n'ont pas eu le quart de ce que nous avons. D'ailleurs, je n'ai rien à dire contre mes parents, ils m'aiment et ils sont formidables. »

© Groupe Eyrolles

L'effet de mon écoute est tellement « miraculeux » qu'elle se dit « guérie » au bout de trois séances. D'ailleurs, dit-elle, elle cache à son mari et à sa famille qu'elle vient me voir. Elle envisage mal, elle qui vient d'une famille où chaque sou était compté, de « dépenser de l'argent pour se regarder le nombril ». Sa haine d'elle-même et sa faible estime de soi me font craindre un refus de poursuivre un travail personnel pourtant bien nécessaire. D'ailleurs, elle s'en va au bout de trois semaines, me remerciant chaudement et me disant que j'ai été « la psy qu'elle avait toujours cherchée, mais que, quand on a été élevée à la dure, on se tire de tout cela toute seule ».

Elle revient deux mois plus tard sous antidépresseurs, en arrêt de travail, dans un état d'affolement et d'anxiété profonde.

Elle est l'aînée d'une famille italienne de deux enfants. Sa sœur cadette a deux ans de moins qu'elle. Le père d'Anna, unique garçon d'une famille de propriétaires agricoles en adoration devant lui, souhaitait absolument que ses enfants fassent des études. La sœur cadette n'était guère douée et, très vite, elle fut dirigée vers une filière technique. Elle est aujourd'hui coiffeuse, et ses parents lui citent souvent comme modèle la réussite scolaire d'Anna. Avec le temps, celle-ci se sent en charge de sa sœur et du bien-être de sa famille tout entière. Anna tire apparemment une certaine satisfaction d'être ainsi distinguée, mais peu à peu, sa vie (et ses séances) est littéralement « mangée » par les problèmes des autres.

D'autre part, si Anna est aujourd'hui une collaboratrice en milieu hospitalier très appréciée, elle a rencontré de nombreuses difficultés pour en arriver là ! Les choses furent souvent difficiles, car son père exigeait des performances scolaires souvent impossibles. « Quand je ramenais un dix-neuf à la maison, mon père, au lieu de me féliciter, me demandait pourquoi je n'avais pas eu vingt et me punissait. Il voulait des vingt sur vingt alors que le professeur n'en mettait jamais. Il me battait alors avec sa ceinture si je ne rapportais pas

© Groupe Eyrolles

47

systématiquement une place de première. Mais je ne peux rien lui dire, il s'est saigné aux quatre veines pour que je fasse ces études, et de toute façon il n'écoutera pas. »

Elle adore son père et s'amuse en se souvenant que, toute petite, il tentait de lui faire répéter ses leçons jusqu'à ce qu'elle comprenne qu'il était beaucoup plus inculte qu'elle et ne les comprenait pas lui-même. Quand elle le lui disait, il s'énervait et entrait dans de violentes colères. Il voulait tout le temps que les choses soient faites à sa manière et non pas comme l'exigeait la maîtresse : « Cela faisait des catastrophes ! »

Anna était une excellente élève, et elle dépassa rapidement son père qui en nourrit de l'amertume. Aujourd'hui, elle ne fait pas un drame de tout cela ni des coups qu'elle a reçus, et l'on sent bien qu'elle a perçu très tôt l'humiliation de son père à être dépassé culturellement par sa fille. Humiliation qu'elle se chargeait de dédommager en une dette d'amour et de reconnaissance infinie, qui la muselait et l'empêchait de lui parler. Son père et sa famille tout entière vont et viennent dans sa maison, s'invitant quand cela leur chante, mais elle n'a jamais protesté et continue à les soutenir et à en référer à son père afin qu'il conserve cette place dominante si importante pour lui.

À la maison, le papa à la retraite s'ennuie beaucoup et boude souvent quand on ne fait pas ce qu'il veut. Il devient alors amer et s'enferme dans le silence. Les choses ne sont pas faciles pour la mère, après le mariage de ses deux filles, et elle se retrouve seule face à son mari, très isolée dans un pays qu'elle n'a pas vraiment investi. Rapidement, sa santé périclite et elle trouve mille raisons pour demander de l'aide à Anna, pour se sentir moins seule face à son mari. Celle-ci, bien que mariée et habitant assez loin, doit passer son temps chez ses parents comme au temps où elle était enfant. Si elle et son mari ne viennent pas déjeuner un dimanche, des repro-

© Groupe Eyrolles

ches et des bouderies suivront. Les parents téléphonent à Anna deux à trois fois par jour sous un prétexte ou un autre.

La mère d'Anna souffre de névralgies faciales très pénibles et exige qu'Anna l'accompagne dans les consultations et veille à ce qu'elle prenne ses médicaments. C'est un peu comme si Anna devenait la mère de sa mère. Celle-ci n'a qu'une cinquantaine d'années, mais rapidement, elle lui fait comprendre qu'elle est indispensable, et la vie de couple d'Anna en pâtit. D'ailleurs, dit Anna, ils n'ont même plus le temps de faire l'amour. Tous les week-ends, ils sont attendus chez les parents et l'on parle de la maladie de la mère qui se plaint aussi d'être délaissée par son mari.

Rapidement, la vie d'Anna s'enlise, elle n'a plus de temps pour elle-même, et encore moins pour son mari. Elle n'a aucune activité récréative hors de son travail. Elle et son mari voudraient un enfant, mais (dit-elle) le désir les déserte. La maman appelle deux trois fois par jour à son bureau et aussi le soir où elles passent des heures entières à mettre au point les visites dans les différentes consultations hospitalières.

« Cela ne peut plus durer », dit Anna, qui pourtant refuse toujours de rentrer dans une démarche psychothérapeutique régulière, sous prétexte qu'il faut mettre de l'argent de côté et qu'elle est certaine « qu'elle va y arriver toute seule ». Je me contente donc de conserver le lien avec ma patiente, lui donnant des rendez-vous ponctuels et l'invitant à prendre conscience du danger de ses résistances.

Cependant, un jour, Anna qui m'annonce fièrement ne jamais rêver, arrive très pâle et me dit qu'elle a fait la nuit passée un rêve terrible : « Du sang sortait de ma bouche et de mon nez, il y en avait qui sortait aussi de mes oreilles et de mon ventre. Tout était rouge autour de moi, du sang partout... partout... et je me suis dit : "tu es en train de mourir". »

© Groupe Eyrolles

Ce rêve vient à point offrir à Anna l'opportunité de réaliser qu'elle est dans la dénégation de sa souffrance. Elle a un surmoi féroce, qui est en fait la réplique de celui de son père. Pourtant, elle s'en détache enfin et prend conscience de l'urgence d'entreprendre un vrai travail de psychothérapie.

Elle accepte de venir deux fois par semaine et développe rapidement un vrai don analytique. Son analyse est rapide, le matériau abondant : rêves, lapsus, associations*… Les pensées qu'elle apporte en séance sont d'une remarquable richesse. Son analyse lui permet de se détacher progressivement de sa mère, qui peu à peu se responsabilise. Elle va aujourd'hui seule chez le médecin, et ses migraines ont presque disparu.

Mais ce qui a fait le plus souffrir Anna a sans doute été le regard de son père tant aimé. Nous en trouvons peu à peu la raison. Au cours de son analyse, elle s'est souvenue qu'il jouissait de l'humilier en public et qu'il ne se sentait fort et équilibré que lorsqu'il accablait son enfant. Pour ce faire, il la prenait dans ses bras et, la portant devant un miroir, il lui disait de sa voix forte : « Regarde comme tu es vilaine ! »

Il le disait sans doute pour la taquiner, sans que l'enfant comprenne bien sûr cet humour machiste et déplacé. Mais il insistait et mesurait son emprise sur l'enfant en voyant son trouble et ses larmes. Il jouait ainsi à la « sadiser » devant ses amis qui riaient aux éclats en voyant avec admiration (sic) qu'en quelques secondes, il parvenait à faire pleurer sa petite-fille. Il la prenait ensuite dans ses bras en riant, pour la calmer. Puis, dès qu'elle était calme, il répétait son manège, faisant alterner les larmes et les câlins, encore et encore. Il exerçait ainsi son pouvoir sur elle, minant durablement l'estime de soi de sa petite-fille.

J'écoute Anna avec compassion, et je sais que le simple fait de dire tout cela, enfin, à un être humain, ouvre dans sa vie une grande

© Groupe Eyrolles

fenêtre vers l'air pur. Elle n'est plus seule. Elle commence à se détendre, les larmes coulent en abondance sur ses joues sans qu'elle fasse mine de les essuyer. Quelqu'un, enfin, va reconnaître sa souffrance. Elle va pouvoir s'entendre elle-même loin du mensonge social. Son authenticité est retrouvée.

On comprend que la vie psychique d'Anna ait été en danger, prise en étau entre deux *injonctions contradictoires** que l'on pourrait résumer ainsi : « Sois la meilleure mais prends garde à toi si tu l'es et ne t'avise pas de me dépasser ! » Il était impossible à Anna de devenir elle-même. Ce genre de positionnement psychique en étau peut conduire à la maladie mentale tant elle est insidieuse. Ronald Laing, un psychiatre des années 70, a longtemps travaillé sur ces *injonctions paradoxales** émises par l'entourage et qui, selon lui, rendent les personnes schizophrènes.

Anna n'a pu dire à son père de cesser son jeu sadique qu'après un an d'analyse. Elle a alors supporté les foudres de ce dernier qui lui a dit : « Comment oses-tu me faire des reproches ! Tu as tout ce que je n'ai pas eu, tu aurais dû voir mon enfance ! » Et lorsqu'elle lui a dit qu'elle était malheureuse, il a ajouté : « J'allais pieds nus dans la ferme de mon père et lui aussi me battait ! Tu vois, ça ne m'a pas si mal réussi ! »

Lorsque Anna, prenant son courage à deux mains (et ayant longuement préparé cette conversation en séance), annonça à son père qu'il devait cesser ses agissements, les relations commencèrent à s'assainir. À sa stupéfaction, au lieu de s'emporter, il écouta et lui répondit : « Tu as raison, je suis un tyran, comme mon père ! » Désormais, le père parle volontiers de son enfance au lieu de bouder, tandis qu'Anna continue de se battre avec ce regard paternel intérieur qui affaiblit son estime de soi et la fait encore douter de ses compétences, mettant un frein certain à son épanouissement professionnel. On continue de la comparer à sa sœur cadette d'une manière ambiguë qui allie admiration et

© Groupe Eyrolles

51

dépréciation. La culpabilité d'Anna est encore vive sur ce point : « Je n'arrive pas à les quitter ! Or, si je réussis, je les quitte, car nous n'avons plus le même langage et nous ne nous comprenons plus. »

Anna entamera un travail sur elle-même qui l'amènera à prendre conscience du poids de ses origines italiennes et de l'importance du regard que ses parents, d'origine modeste, posèrent sur elle. Elle reste néanmoins sensible aux humiliations publiques et un certain masochisme demeure avec son mari, transfuge du père. Elle a encore du mal à prendre soin d'elle-même et à se préférer. Quant à son père, il a pris conscience qu'il l'humiliait, non pas parce qu'il ne l'aimait pas, mais parce qu'il pensait sincèrement que ce système éducatif était valable puisque c'était celui-là que son propre père avait utilisé avec lui. Il a totalement cessé la moquerie et l'humiliation et a repris une activité à son compte dont il est très fier.

L'histoire d'Anna montre bien comment la dépression prend racine dans la culpabilité. *Autrefois, Ailleurs*, il y a eu un enfant plus fort, plus aimant, plus intelligent, qui s'est senti coupable d'être différent du reste de sa famille. Il s'est juré de guérir maman (ou papa, ou la grande sœur, ou la famille de sa dépression). Il s'est imbibé de la souffrance familiale pour mieux l'en débarrasser. Je l'appelle l'enfant *pharmakos*, l'enfant-médecin.

Comme une petite éponge, toute l'énergie de cet enfant consiste à s'imprégner, à prendre, à retenir pour lui la névrose* et la maladie, voire la dépression d'une personne de sa famille ou de son entourage tout entier. C'est un enfant dont on dit de lui qu'il est très « gentil », alors qu'il est en fait en hémorragie vitale perpétuelle, et donc en danger de mort.

Ce type de culpabilité est extrêmement fréquent dans les familles immigrées, où les enfants, soutenus par leurs parents, accèdent à un niveau socioculturel élevé. Bien que désiré par les parents, cet état, qui accroît la *dette d'amour*, nécessite un long travail de

© Groupe Eyrolles

parole et de réorganisation psychique pour la famille tout entière. Une thérapie familiale est alors nécessaire.

Les inconvénients de la dénégation : le Faux Soi

« Qui ne connaît point son mal est d'autant plus malade », dit le dicton, à juste titre. En effet, comment me guérir si je suis dans la dénégation de mon mal ?

Dans la construction de soi, on peut gravement se tromper. « Cela y ressemble, c'est même parfait comme c'est ressemblant, mais... c'est du Canada Dry ! », dit Florence en éclatant de rire et en évoquant une authenticité longtemps perdue.

Or, lorsqu'il s'agit de souffrance physique, chacun s'accorde à en parler et à chercher la guérison. Pour la souffrance psychique, il en va tout autrement. Invisible, elle est aussi déniée. Et c'est parfois toute notre culture qui la rejette, mettant notre sentiment de mal-être au compte d'une inavouable faiblesse de caractère. Et comme on ne veut pas être faible – « avoir l'air faible aux yeux de l'entourage », devrait-on préciser –, chacun construit tant bien que mal une personnalité factice, dynamique, gaie, entreprenante, en opposition avec ce qui est réellement ressenti. Peu à peu, l'être s'enlise dans une construction factice, un Faux Soi*.

J'écris ce livre sur la dépression sous les palmes qui bruissent doucement dans le soleil. Les oiseaux chantent et, de temps à autre, les mouettes, après un long vol plané, atterrissent à mes pieds où j'ai dispersé les miettes de la brioche du petit-déjeuner.

En regardant les visages des habitants de ce petit club de vacances en bord de mer, où le sourire et l'air tonique sont obligatoires, je m'avise encore une fois de l'immense pression sociale sur le bonheur. Être triste ou angoissé est une incivilité. Dire « non » aussi. Refuser d'entonner le couplet du collectif est asocial. Être soi, individu différencié, autonome mais relié aux autres par des

© Groupe Eyrolles

liens dont la qualité et la durée varient en fonction des affinités… voilà qui devient de plus en plus difficile.

Que faire quand, sans raisons apparentes, l'angoisse vous tord le ventre et rend votre pensée hébétée ? Avoir l'air heureux est une sorte de politesse sociale. Dire ce que l'on sent est une erreur qui marginalise. On parle de plus en plus de « sentiments négatifs » comme si l'on pouvait choisir des sentiments sur mesure. La colère, la honte, la rage n'ont pas droit de cité dans notre culture. Et pourtant, ces émotions ont leur raison d'être ; il faut simplement la chercher, car elle n'est pas toujours consciente.

La *dénégation* est l'habitude d'exprimer le contraire de ce que l'on sent. Ou de nier le mal-être qui nous envahit. Or, tout dans notre culture nous pousse à nier ce que nous ressentons. Peu à peu, la vie intérieure se sclérose et les émotions ne sont plus accessibles à la personne hyperadaptée qui perd le contact avec son être profond.

Il m'arrive parfois de recevoir des patients pour qui la perception de leur propre douleur représente un tel danger qu'ils préfèrent l'éluder. « Je ne viens pas pour faire le ménage à fond », me prévient Gérard, un cadre dynamique que son médecin envoie à la suite de crises d'angoisse qui agissent au niveau cardiaque. Il ajoute : « Je n'en ai pas le temps. Simplement, je veux me débarrasser de ces extrasystoles. » Comment dire à Gérard qu'il n'est pas une machine et que je ne peux appuyer sur le bouton magique qui mettrait fin à ses somatisations ? Il est un être humain avec une histoire, et c'est dans cette histoire que nous trouverons la source de son mal-être.

Après bien des résistances et des rendez-vous manqués, beaucoup plus tard et après deux alertes cardiaques sérieuses, Gérard ne manquera plus une seule séance, et nous trouverons ensemble la raison de l'extraordinaire pression qu'il fait peser sur lui-même et qui le pousse de surcroît à prendre en charge financièrement et

© Groupe Eyrolles

affectivement tous les membres de sa (nombreuse) famille, sans aucun égard pour sa propre santé.

Il suffit parfois, dans l'enfance, d'un père absent qui laisse à son fils le soin de s'occuper de sa mère malade pendant qu'il entame une nouvelle vie avec une autre femme, à deux pas de la maison, tout en recommandant à l'enfant de ne rien dire. Gérard est dans l'insupportable impasse psychique, voire dans la très dangereuse double contrainte*.[1]

Prendre soin de l'enfant intérieur

J'ai une énorme compassion pour ceux qui sont atteints par ce mal invisible, dont la cause est incompréhensible par l'entourage. Leur solitude est d'autant plus forte qu'ils évoluent dans une culture où le succès et la performance les invitent à « positiver » sous peine d'être asociaux.

Nul mieux que certains écrivains ont trouvé les mots pour exprimer ce que l'homme a de plus authentique : sa vie intérieure, son enfance, ses mots pour le dire. Ils savent plus que quiconque que les mots sont vivants et qu'ils nous font naître. Ainsi, selon Paul Nizon :

> *« Je la ressens déjà, oui, l'envie de commencer ce MOT, une chose qui, avec le temps, deviendra ensuite une région, un abri pour l'âme où la vie soit digne d'être vécue. Un monde. »[2]*

Nous ferons dans ce livre souvent appel à ces écrivains pour qu'ils nous soufflent ce que nous peinons à représenter. Lorsqu'on évoque cet *enfant intérieur* qui resurgit pendant la dépression, nul

---

1. « Double contrainte », appelée aussi « injonction contradictoire » (voir lexique).
2. Paul Nizon, *Les premières éditions des sentiments, Journal 1961-1972*, Actes Sud, 2006.

© Groupe Eyrolles

mieux que Paul Nizon n'exprime la rencontre, parfois traumatique, avec la réalité : « Les expériences les plus vivantes et les plus terribles nous viennent du temps où la réalité se jetait sur notre âme désarmée d'enfant »[1], admirable formulation de la violence avec laquelle l'enfant reçoit parfois certaines manifestations de la réalité.

© Groupe Eyrolles

---

1. *Ibid.*

Rendez-vous avec vous-même

Écrivez ici l'histoire de votre vie. Puis, avec un marqueur, soulignez ou surlignez les mots qui concernent les moments où vous avez souffert, où vous ne vous êtes pas senti(e) bien. Prenez votre temps. Revenez sur ceci en plusieurs jours, voire en plusieurs semaines. Puis « écoutez » vos émotions.

....

....

....

....

....

....

....

....

....

....

....

....

....

....

....

....

....

....

....

....

....

© Groupe Eyrolles

Faites ensuite le résumé de ces moments-clés. Par exemple, le divorce de mes parents, la naissance de mon frère, la mort de ma grand-mère, etc. Écoutez ensuite ce que les mots provoquent en vous comme émotions.

....
....
....
....
....
....
....
....
....
....
....
....
....
....
....
....
....
....
....
....
....
....
....
....
....
....
....
....

© Groupe Eyrolles

DEUXIÈME PARTIE

Retrouver le lien authentique avec soi

Chapitre 3

Le coupable est innocent

« Michel veut parler à Dieu ! »

> *« Dis-moi qu'une faute en moi t'a fait m'abandonner*
> *Et moi-même je veux confirmer cette offense. »*
> SHAKESPEARE, Sonnets 88 et 89.

La dissociation est une coupure d'avec soi-même

Il me semble qu'une des premières choses à restaurer est le lien avec soi-même. Car *avant* la dépression, il y a eu un terrain, un état de fait qui a amené la personne à perdre le contact avec elle-même. Elle n'a plus d'*éprouvé**. Elle est coupée de ses émotions, de ses sens, et donc du sens.

La dissociation* est une catastrophe, car elle amène la personne à se maintenir à distance de ses vrais sentiments et de ses vraies sensations. On voit bien des débuts d'analyse achopper sur ce point : comment amener une personne qui a peur de la dépression, qui déteste l'idée même de la dépression qu'elle envisage comme une faiblesse inavouable et voisine de la folie, à *se poser* enfin dans la réalité de ce qu'elle ressent ? Le vide, le mal-être, la panique et l'angoisse. Je puis comprendre ce recul devant l'aride traversée.

© Groupe Eyrolles

61

Alex et la dissociation

Alex vient me voir depuis des années à son rythme, quand il a le temps. Quelquefois, je proteste, mais il déclare que « c'est très bien comme ça ! ».

C'est un bel homme dans la cinquantaine, très attentif à son apparence. Il s'habille plus jeune que son âge et est apparu récemment avec la chevelure en bataille d'un adolescent. Il vient me trouver sur le conseil d'un ami qui a fait une analyse avec moi. La femme d'Alex vient de se suicider. Elle était anorexique et on l'a retrouvée inanimée dans leur maison de campagne, sans que jamais une plainte, une demande, un signe de détresse n'aient été exprimés par elle.

Malgré cet événement atroce, ou, devrais-je dire, « à cause de » cet événement atroce, Alex est tout souriant. Il s'est composé une personnalité d'homme fort. Il veut des conseils. Pas de psychothérapie. Et d'abord, il me demande combien de temps il doit garder les crèmes de beauté et la brosse à dents de sa femme dans la salle de bains, et ce qu'il doit faire avec ses enfants « qu'il aime plus que tout », et notamment avec ses deux filles, elles aussi anorexiques.

J'accepte de le recevoir en espérant qu'avec un peu de travail préparatoire, il changera d'avis et entamera un travail approfondi. Mais rien ne change.

Il est Croate, et après un diplôme d'ingénieur dans son pays, il a émigré en France où il a monté une entreprise qui a très bien réussi. Son histoire est une success story *autour de laquelle il semble avoir forgé un personnage de gagnant auquel il ne veut pas renoncer. Il parcourt le globe en jet tout au long de l'année, son grand plaisir est de faire du shopping avec une jolie compagne, il mène un train d'enfer de la Chine aux États-Unis, et trouve tout juste le temps de dîner parfois avec ses trois enfants qu'il dit adorer.*

© Groupe Eyrolles

D'ailleurs, il me présente un roman familial* *très idéalisé, sur lequel je ne pourrai jamais le faire revenir, car Alex, malheureusement, ne veut pas se remettre en question, et encore moins son* modèle du monde*. *Il aime ses parents et, au nom de cet amour, ne veut pas y toucher. Est-ce à cause de son statut d'immigré ? Alex ne reviendra jamais sur son enfance et la réalité de ce qu'elle a pu impliquer dans sa vie psychique. Toutefois, il reviendra parfois sur la difficulté pour un adolescent en ce temps-là d'avoir une vie sexuelle et de faire des expériences affectives avant de se marier. « Ma première petite amie était une prostituée, elle était blonde et très gentille. »*

« Mes parents vivent non loin de C., petite bourgade croate. Je suis un enfant unique. Mes parents sont fantastiques, je n'ai rien à leur reprocher. Ils ne se disputent jamais. Mon père, surtout, m'a beaucoup soutenu à la mort de ma femme. Il m'a écouté quand je lui ai raconté de quelle manière nous l'avions retrouvée, et il m'a dit "N'y pense plus, mon fils. Il ne faut plus jamais penser à tout cela". »

Alex pense que ce conseil est une preuve d'amour, alors qu'en fait c'est une invitation catastrophique à la dissociation. Car la dissociation entraîne un refoulement de toutes les pensées désagréables, et amène l'être à fonctionner peu à peu comme un petit robot sans âme et sans opinion.

Peu de temps après les premiers entretiens, Alex rencontre une jeune fille blonde qui lui rappelle étrangement la jeune prostituée de son adolescence. Il met rapidement sa fortune à sa disposition et laisse pourrir la situation. Ce grand séducteur, homme charmant et fortuné au demeurant, refuse d'envisager une alternative maturante. Et malgré mes interprétations, il refuse d'envisager qu'il existe des amours plus satisfaisantes et plus constructives. Mais il continue à

© Groupe Eyrolles

63

venir à ses séances, et il a récemment su refuser une demande « d'emprunt » de plus de cinq cent mille euros de la part de sa belle.

La coupure d'avec soi-même, ses sentiments, ses émotions, son intimité, remontent parfois à l'enfance. C'est souvent le mode de fonctionnement d'une famille tout entière. Peu à peu, on perd le lien avec soi. À moins qu'on ne l'ait jamais trouvé.

Il n'entre aucun jugement dans ce que j'exprime ici, car il faut savoir que chacun, à un moment de sa vie, fait le meilleur choix nécessaire à sa survie psychique avec les données dont il dispose. Mais nous sommes responsables de notre vie... et de nos erreurs, même si elles sont inconscientes et commises en toute bonne foi.

Ne plus sentir, ne plus penser à ce qui fait mal, ne plus juger librement d'une situation permet de construire un semblant de vie, superficielle et légère, qui donne l'impression d'éviter la dépression. Cet état s'appelle la « dissociation » ou « alexythymie », c'est-à-dire l'absence d'émotions.

Pour rendre assimilable cette notion, je dis souvent à mes patients qu'ils « planent ». Mais ce qui est fait à ce moment à l'être intime est l'œuvre du refoulement, un état très favorisé par nos sociétés où la réussite perpétuelle et le sourire obligatoire sont signes de bonne santé psychique.

La personne devient de plus en plus suradaptée* et cérébrale. Et de moins en moins dans sa vie psychique. Elle n'est plus reliée à elle-même, à son corps, à ses émotions, à toute l'amplitude et la diversité de son éprouvé.

L'énergie disponible n'est pas canalisée et s'exprime de manière brouillonne, pulsionnelle, à travers l'hyperactivité, l'hypercérébralité, les conduites addictives ou à risque.

© Groupe Eyrolles

De quoi un déprimé a-t-il besoin ?

La personne déprimée a besoin de retrouver le lien avec soi-même et de donner du sens à ce qu'elle vit. Même si, dans un premier temps, ce retour sur ses émotions et ses sentiments authentiques l'effraie. Elle se sent affreusement coupable alors que cette culpabilité ne repose sur aucun élément objectif. Elle ignore que la cause profonde de ce sentiment qui ronge son existence est dans l'*Ailleurs* et dans l'*Autrefois* de son histoire. Parfois même dans celle de ses parents ou de ses grands-parents.

Elle n'y comprend rien et cherchera donc de manière compulsive à démontrer son innocence, allant jusqu'à s'oublier totalement. Oubli qui aura lui-même des répercussions importantes sur sa vie affective et professionnelle. Pour des raisons qu'elle trouvera tout au long de son analyse, elle confond un « fait » et une « faute »[1]. Il lui faut donc retourner dans son histoire consciente et inconsciente pour dénouer ces conflits intérieurs. Et cela demande du temps.

Alors, de quoi a donc besoin un déprimé ? Pour le comprendre, il faut imaginer un adulte qui est, dans certaines zones de son être, comme un adolescent ou un tout petit enfant, voire comme un nouveau-né. Et que l'on doit tenir (*hold*) et à qui il faut prodiguer les soins attentifs dont il a manqué (*handle*), le temps qu'il guérisse et grandisse, et comprenne la raison profonde de son immobilisme et de sa souffrance. Le temps qu'il se rassure et mature.

Ces éléments sont importants et sont souvent repris par certaines psychothérapies corporelles (bioénergie, Gestalt), où le patient est touché, massé, invité à se plonger dans une piscine d'eau chaude pour y retrouver un laisser-faire et une sécurité de base* qui lui

© Groupe Eyrolles

---

1. À ce sujet, il est bon de rappeler que nous pouvons être responsable (et non coupable) d'une chose que nous n'avons pas souhaitée.

ont manqué lorsqu'il était enfant. Mais il faut bien en sortir un jour, de l'eau « maternelle ». Et accéder à la pensée par les mots.

Le *holding** et le *handling** sont deux concepts sur lesquels le psychanalyste D. Winnicott a beaucoup travaillé, insistant sur la qualité nécessaire de la relation corporelle mère-enfant, le rôle de la tendresse, de l'empathie, et la qualité des soins, c'est-à-dire la manière dont l'enfant a été tenu dans les bras *(hold)* et la façon dont on s'est occupé de lui *(handle)*. C'est à ce prix qu'une *mère suffisamment bonne** peut exister pour l'enfant.

Mais la psychanalyse n'est pas en reste, et le corps aussi est sollicité dans cette relation où l'on ne se touche pas. Le *bain de paroles* est bien là, le divan soutient, les coussins protègent, la parole enveloppe, et c'est un peu comme si l'on venait s'allonger entre les bras symboliques de l'analyste.

On comprend mieux, en y réfléchissant, l'importance et l'enjeu d'une bonne *alliance thérapeutique*[1], c'est-à-dire d'une relation psychothérapeute-patient qui soit soigneusement posée à l'origine du travail escompté. Pour que la confiance règne et que la personne soit protégée le temps qu'elle renoue avec elle-même, explore sa dépression et sorte enfin de la *sidération** pour retrouver son désir et se réorganiser autour du sens qu'elle donne à son histoire.

Qu'elle soit névrotique, endogène, évolutive, d'épuisement ou post-traumatique, l'expérience commune de l'état de déprimé est celle d'une sensation d'anéantissement* qui touche aussi le physique et qui se manifeste par l'accélération des battements du cœur, une fatigue intense, l'envie de dormir, des lombalgies, des diarrhées ou une constipation, l'asthme, des évanouissements, etc. La liste de ces somatisations mineures est à compléter par des maux et des maladies beaucoup plus importants.

---

1. Appelée aussi « alliance de travail » (en psychothérapie), ou « cadre » (en psychanalyse). Voir lexique.

© Groupe Eyrolles

Il n'est pas étonnant dans ces conditions que les réponses qui ont longtemps été données soient celles qui correspondent à l'idée d'une origine biologique de la dépression, conclue par la prescription d'antidépresseurs. Je n'y vois personnellement, excepté dans les cas aigus, que des désavantages.

Pierre Fédida résume pour nous cette sortie hors de l'humain :

> « C'est l'apparence humaine elle-même qui s'efface, simple geste ou visage, tonalité de la voix dans les mots, simple impression d'un sentiment ou d'un souvenir. La dépression prend l'aspect violent de l'anéantissement du vivant humain. »[1]

Mais de quoi a besoin quelqu'un qui est dans l'anéantissement du *vivant humain* ? Dans l'Antiquité, on croyait que cette douleur morale, dont on pouvait lire la description dans les traités de psychiatrie, exigeait des règles de vie, des conseils visant la moralité, la nutrition, l'hygiène. Mais je pourrais tenter de décrire la dépression comme un extraordinaire appauvrissement de la vie psychique où le corps est impliqué et tourné vers la mort, car il n'a pas été nourri selon ses besoins personnels.

Il est évident que ce dont a besoin le déprimé est de renouer avec le vivant, c'est-à-dire avec sa vie psychique et libidinale. Aimer et travailler, disait Freud. J'ajouterais : avoir une vie sexuelle et affective bien vivante, et trouver sa place sur terre. Et que celle-ci ait du sens.

Mais avant cela, qu'est-ce qui a pu interrompre, affadir, geler, assécher cette vie psychique, si bien que la personne atteint un point de dépression vitale* qui l'amène souvent à formuler, comme Henri, que seule une maladie fatale peut advenir ? « Je ne sais pas si c'est vrai, mais j'ai l'impression que je suis sans futur, dans la fin

---

1. Pierre Fédida, *Les bienfaits de la dépression. Éloge de la psychothérapie*, Odile Jacob, 2001.

© Groupe Eyrolles

67

de ma vie. Il n'y a plus rien ensuite, et n'importe quelle maladie peut m'emporter. »

Retrouver son authenticité

Il s'agit d'amorcer le chemin vers soi qui va permettre à la personne, en son temps, à son rythme, de traverser sa dépression à l'aide de remémorations et de renaître. Il faut déjà du temps. En fin de psychothérapie, on est frappé d'entendre les personnes sortant de la dépression parler de leur nouveau bonheur tout neuf comme d'une *naissance* ou d'une *renaissance*. C'est là une image quasi générale qui s'accompagne parfois de manifestations physiques. Ceci est à signaler, car on pense souvent qu'il n'y a pas de corps dans la psychanalyse, ce qui est absolument faux.

Lors d'une séance, Geneviève s'étend, avec étonnement, sur ce qu'elle a ressenti vers la fin de son analyse : « J'ai eu le sentiment tout à l'heure que mon corps sortait de quelque chose qui l'emprisonnait. D'abord ma tête. Puis, je suis restée comme cela un instant. Et quelque chose glissant de couleur rouge sombre est tombé à mes pieds, et j'ai pu bouger mes bras et mes mains, et respirer. Cela ressemblait vraiment à un placenta dont je n'avais plus besoin et qui se détachait de moi. Je me suis sentie bien. Grande, humaine, libre. »

Mais pour l'heure, nous n'en sommes pas là. Pourtant, l'entourage peut beaucoup pour aider la personne en dépression. Il convient avant tout de l'encourager, au lieu de prendre des antidépresseurs, à aller parler d'elle-même à un psychanalyste. Le confort, la gaieté de l'habitat, l'absence de soucis d'ordre matériel facilitent une sécurité minimale qui, paradoxalement, permettra à la personne de pouvoir aborder la dépression sans avoir le sentiment qu'elle mourra. De faire des liens* entre l'*Aujourd'hui* et l'*Autrefois*.

La personne déprimée gagnera à trouver dans son entourage une confiance tranquille, non intrusive, dans la démarche qu'elle

© Groupe Eyrolles

68

entame pour y voir clair. On me demande souvent s'il faut parler ou non de ses séances avec ses parents ou son conjoint. Cela dépend de chacun, et c'est un choix tout personnel. Je mets cependant en garde la personne contre l'éventualité d'une autre séance *au-dehors* de l'analyse, qui ne serait pas restituée à l'analyste. Et donc à l'éventualité d'une information qui échapperait à l'analyse.

Elle sera aussi encouragée, et ceci est exactement le contraire de ce qui est fait en général, à :

- Accepter sa dépression et la souffrance sans perdre le contact avec le quotidien de la vie, autant que faire se peut.

- Accepter d'entrer dans sa dépression par la parole, avec quelqu'un de compétent. Chercher *sa* parole authentique. Revenir sur son histoire et celle de ses parents.

- Accepter de se remettre en question, non pas en famille, mais dans le « jardin secret » qu'elle va créer avec son thérapeute.

- **Accepter de prendre conscience qu'elle est *acteur* de ce qui lui arrive, et donc que ce qu'elle a fait (la souffrance), elle peut le défaire (le bonheur).**

- Mettre en place dans sa vie l'existence d'une parole vraie avec son entourage. Et les modifications relationnelles qui s'imposent.

Oui, de quoi a besoin une personne déprimée ? D'une psychothérapie analytique, c'est certain. C'est-à-dire de se donner les moyens d'aller voir, à son rythme, dans ses souvenirs conscients et inconscients, ce qui a pu dans son univers psychique rester *enkysté*, scellé, refoulé hors de la mémoire, la bloquant, immobile, à un certain âge de son développement psychique.

Faire des liens entre l'*Aujourd'hui* et l'*Autrefois*.

Il faut savoir que le Moi* est mémoire. Il est d'ailleurs spectaculaire de voir l'évolution de la mémoire au cours d'une analyse. Nombreux sont ceux qui arrivent et me préviennent : « Vous savez, je

© Groupe Eyrolles

69

ne me souviens de rien, je n'ai rien à dire ! », et qui, quelque temps plus tard, se remémorent des scènes de leur toute petite enfance, revoient la couleur des murs de leur chambre d'enfant, et retrouvent le nom des nourrices et les chansons qui les ont bercées. **Leur soulagement est alors sensible, car le sentiment d'avoir une vie intérieure riche vient remplacer un horrible sentiment de vacuité. La mémoire revient avec la santé psychique. Ou plutôt, c'est parce que la santé psychique revient que la mémoire revient !**

Pour certaines raisons, ces souvenirs ne sont plus *reliés* au présent, et sont donc inutilisables en tant qu'expériences utiles à la personne car porteuses de sens.

Construire une bonne alliance de travail

Entreprendre une psychothérapie analytique sous-entend la capacité d'aller à des rendez-vous une, deux, trois fois par semaine, au début, puis une seule fois ensuite, et de s'y tenir. Tout le monde ne le peut pas pour différentes raisons qui ont trait à la structure psychique, aux moyens financiers, au temps nécessaire, mais aussi aux résistances, au style de vie ou à la culture de la personne.

Personnellement, et sauf lorsque je sens une incapacité formelle, j'accepte souvent une sorte de « pré-thérapie » au rythme de la personne, même si cela ne correspond pas au cadre* idéal. Il est toujours temps ensuite, les résistances diminuant et les premiers bénéfices se faisant sentir (le plus souvent un apaisement des symptômes et des somatoses), de retravailler une alliance de travail* plus conforme à l'orthodoxie et donc plus efficace.

Le travail en groupe, plus corporel, de certains psychothérapeutes peut, pour certaines personnes en phobie sociale ou en difficultés relationnelles, être une bonne introduction au travail analytique. Mais tout se termine toujours par un travail individuel sur le divan.

Lors de l'alliance de travail mise au point ensemble dans les quelques entretiens du début, il est particulièrement important

© Groupe Eyrolles

70

d'insister sur la *règle d'abstinence**. C'est fondamental : en psycha-nalyse, on ne touche pas, si ce n'est symboliquement.

Cette règle va cependant beaucoup plus loin qu'une simple inter-diction de contact physique. Elle invite à « dire » pour mieux penser ses pensées. Elle invite à placer, à poser les choses dans le langage. Et ceci avant d'engager une action. Elle invite aussi à parler, à se parler, à se faire entendre à soi-même avant d'agir. Et ceci jusqu'à ce qu'on soit certain que l'on est clair sur son désir. Et que les actions entreprises seront bonnes pour soi.

Son non-respect peut donner lieu à des catastrophes : c'est le *passage à l'acte** (changement de vie ou de partenaire intempestif et précipité, déménagement en fuite au bout du monde, arrêt du travail analytique au moment crucial avec des conséquences graves).

En effet, certains discours lénifiants ou immatures laissent entendre qu'une fois les blessures d'enfance prises en compte et les émotions exprimées, tout ira pour le mieux. Certaines *catharsis** sont très libératoires, et ces grands mouvements émotionnels donnent, à juste titre, un sentiment merveilleux d'élation* qui vient émailler le travail. Mais ils ne durent pas !

C'est à un travail profond et difficile que la personne va devoir faire face et qui doit la conduire à une remise en question d'éléments parfois très concrets de sa vie. « Maintenant, j'ai enfin l'impression *d'infléchir* ma vie, même si je sais que je ne peux pas entièrement la maîtriser », dit Claude.

L'inconscient du déprimé n'est pas, comme le laissent entendre certains abords un peu naïfs, une sorte d'instinct toujours bienfai-sant qu'il suffirait de retrouver et de suivre aveuglément. Non. Il est souvent *pathologique*. **L'inconscient est victime de mécanismes psychiques bien connus par les psychanalystes, qui viennent brouiller, déplacer, projeter ailleurs ou déguiser les perceptions et les émotions de la personne, et l'empêcher de penser avec justesse.**

© Groupe Eyrolles

71

Une bonne alliance de travail[1] entre un psychothérapeute et son patient nécessite du temps, de la confiance et de la sécurité. La séance doit être un lieu privilégié parfaitement sécure où il n'existe pas de jugement ni de sanction, et où la personne sera aussi protégée contre elle-même, le cas échéant.

Une bonne alliance de travail est claire sur les implications financières et temporelles du travail entrepris.

Freud parlait de « Foi expectante » en relation avec ce que l'on appelle couramment un « transfert* positif ». Il y a des interlocuteurs avec lesquels « on y croit ». Je n'entends pas ici accabler le lecteur sous des explications théoriques, mais expliquer que c'est une *relation* des plus intimes qui soit qui est à construire avec son psy. Il est bien évident que si le courant passe, c'est plus facile !

Voici, à titre d'indication et de manière toute personnelle, les éléments qui me semblent nécessaires à un travail sécure et dynamique (voilà une chose à laquelle je tiens beaucoup), sachant que la règle absolue est, bien entendu, avant tout ne pas nuire.

Ils sont interprétés différemment selon le style de travail du psychothérapeute ou du psychanalyste, ce qui ne veut pas dire que le thérapeute le plus exigeant sera à fuir. Au contraire ! Votre sécurité et, disons-le, votre satisfaction finale, en dépend.

• On vient à toutes ses séances et on les paie toutes. Freud réclamait à ce sujet le même régime que le professeur de piano d'à côté. Pour ma part, j'explique à mes patients que lorsqu'ils louent une voiture et qu'ils ne s'en servent pas une journée parce qu'il pleut, ils paient tout de même la location.

• On ne change rien aux *fondamentaux de sa vie* avant d'y avoir travaillé de manière approfondie en séance. Mariages, fiançailles, liaisons, profession... doivent être conservés intacts

---

1. Appelée aussi « alliance thérapeutique ». Voir lexique.

© Groupe Eyrolles

jusqu'à la fin de la thérapie et en parfaite connaissance de cause ! Enfreindre cette loi s'appelle un « passage à l'acte » et provoque des catastrophes.

- ON DIT TOUT. Tout ce qui vient à l'esprit – c'est *l'association libre** – mais aussi tout ce qui se passe dans la vie et qui peut intéresser la psychothérapie. TOUT ! Même ce que l'on pense de son psy ou lorsqu'on estime qu'il se trompe ou qu'il nous énerve !

- On n'arrête pas sa psychothérapie de son propre chef et brutalement sans y travailler en séance. Ceci pour être sûr que cette décision n'est pas le fruit d'un *passage à l'acte* (tentative de faire baisser l'angoisse en agissant sur n'importe quoi et n'importe comment) et que ce que l'on fait est bon pour soi.

- On *restitue* en séance ce qui a été dit en dehors de la séance et qui concerne la séance. Ceci est particulièrement important en cas de conjoints ou d'amis tous deux en psychanalyse (bien entendu, chacun chez son psy personnel). J'ai vu beaucoup de couples faire ainsi une « troisième séance » à domicile, l'un avec l'autre.

La fin de la solitude

Le déprimé est en général accablé de culpabilité et de solitude. Les causes (supposées) de sa culpabilité sont en action dans son inconscient et encore inconnues. Il pense qu'il est fou ou asocial. Parfois, son entourage partage cette opinion. Imaginez l'inconfort !

Dans son entourage familial, le déprimé a besoin de DIRE les choses et d'être entendu. Il faut absolument éviter les commentaires, garder son opinion pour soi et se contenter d'écouter (c'est aussi cela le *holding*). Même lorsque nous allons très mal et que nous pensons au suicide, l'important est de dire à une présence

© Groupe Eyrolles

73

humaine comme nous nous sentons mal, et que ce dire doit être accueilli avec disponibilité, ouverture et bienveillance. Sans commentaires déplacés.

Certains moments, la vie n'a plus aucune saveur et cela peut durer. « Je suis tombée en dehors de la vie. Tout simplement, je ne faisais plus partie des vivants. Bouger, sortir de mon lit le matin, parler, rejoindre l'humanité dans la gigantesque comédie sociale m'était impossible, j'étais écrasé par quelque chose de plus puissant que moi, je n'avais plus de chair, plus de désir, plus de corps », dit Charles après un licenciement traumatisant, qui a fait rebond sur des rejets et des abandons dans l'enfance.

Que faire lorsque s'exprime, parfois avec violence, le désir de mourir chez un proche ? ÉCOUTER. Ne rien dire mais *être là, ici et maintenant*. Cela a l'air simple, mais c'est difficile, car on ne peut pas faire « comme si ». La personne n'attend pas de commentaires, mais la fin de sa solitude. Partager ce moment d'ouverture et d'intimité avec elle est déjà beaucoup. Elle aura été reconnue, ses besoins et son désir entendus. En quelque sorte, elle est « maintenue », voire « contenue » (*handling* et *holding*) par la présence, le silence attentif, l'empathie. Cela peut paraître étonnant, mais c'est en visionnant des films sur la Shoah que Charles trouvait un peu de fusion et d'apaisement à sa souffrance.

L'erreur commune est de renvoyer la personne en dépression « vers la vie » et certains amis, mais aussi certains psychothérapeutes bien intentionnés et certains médecins font encore cette erreur de pousser le déprimé là où il ne peut ou ne veut pas aller. **Appuyant justement là où ça fait mal puisque la personne souffre terriblement de n'avoir pas été entendue et comprise dans le lieu de son être d'où elle s'adresse à vous en ce moment.**

Martine et l'échec du dialogue

Martine raconte : *Je me souviens de la première fois que j'ai voulu parler de ma dépression à quelqu'un. Je suis allée voir mon méde-*

© Groupe Eyrolles

*cin généraliste qui me connaît pourtant bien. En éclatant en san-
glots, je lui ai livré un lourd secret qui m'avait pourri la vie et qui
mettait en cause toutes mes relations familiales. Vous comprenez,
ma famille avait déjà traversé tant d'épreuves, je ne voulais pas leur
faire de peine en en rajoutant une couche !*

*Cette personne, pourtant bienveillante, a feuilleté son carnet
d'adresses tout le temps de la consultation et a répondu deux fois au
téléphone, puis, en souriant, m'a donné un autre rendez-vous trois
semaines plus tard et une ordonnance d'antidépresseurs. "Secouez-
vous, tout cela va s'arranger !", m'a-t-elle dit devant la porte. Pas
une minute elle ne m'a écoutée vraiment. Or, ce dont j'avais besoin,
c'est de ne plus être seule face à ce secret trop lourd pour moi !*

Or, la personne ne peut pas « aller dans la vie ». Et d'ailleurs, elle
ne le doit pas, au sens où nous l'entendons ici, puisqu'elle a un
chemin intérieur à parcourir pour guérir et maturer enfin cet
enfant intérieur qui souffre et dont nul ne peut accélérer le pas.
Elle va souffrir encore plus de vous décevoir par cette incapacité.
Car ce dont souffre cette personne est justement de ne jamais avoir
été crue, entendue, comprise *vraiment*, dans ce lieu-là de son être
qui se déprime.

« Dites-moi que j'ai raison, dites-moi que j'ai raison ! », criait un
jour en pleurant une de mes patientes qui débutait une analyse.
J'ignorais bien sûr totalement à quels événements ou à quels
éprouvés elle faisait référence, mais je n'ai pas craint un instant de
quitter la neutralité bienveillante* tant je sentais importante pour
cette patiente l'existence d'un soutien, d'un acquiescement *ici et
maintenant** : « Oui, vous avez raison ! », ai-je dit, paroles qui ont
eu immédiatement un effet apaisant. Le soulagement de sa souffrance fut instantané et nous eûmes ensuite tout le temps de
comprendre ensemble ce qui l'avait mise dans la nécessité de
douter de ses perceptions.

© Groupe Eyrolles

75

Car la réalité psychique n'a rien à voir avec la réalité scientifique. Et la manière dont un événement est vécu diffère d'une personne à l'autre en fonction de son histoire.

Le besoin d'un témoin de l'innocence

« Tu ne sauras trouver noirceur pire que celle dont je veux me charger. » Voilà bien des mots que la personne déprimée ressasse en son âme. « *Dis qu'une faute en moi t'a fait m'abandonner, Et moi-même je veux confirmer cette offense, Dis que je suis infirme, et je boite aussitôt, Ne voulant m'opposer en rien à tes griefs. Pour excuser, ami, ton cœur qui veut changer, Tu ne saurais trouver noirceur pire que celle dont je veux me charger, Connaissant ton désir, je serai l'assassin de notre amour.* » Ce sonnet de Shakespeare exprime bien le désir d'une innocence que la personne cherche à opposer à son accablement. La simple présence humaine, en l'absence de jugement, fait des miracles. La personne déprimée n'a pas besoin de conseils. Elle a besoin par-dessus tout de ne plus être seule. Parfois, elle a aussi besoin qu'il existe un témoin de sa souffrance et de la manière dont elle a été abusée et maltraitée. Elle a besoin de pouvoir s'appuyer sur une personne extérieure à son drame pour mettre de l'ordre dans ses sensations et se faire entendre à elle-même son modèle du monde, c'est-à-dire la et les formes que sa vie psychique a prises.

Alors, de quoi encore a besoin une personne déprimée ? Probablement de temps et de paix. D'être écoutée tout simplement là où elle est. D'être contenue aussi, afin qu'elle ne se nuise pas. Que sa souffrance soit prise en compte, que sa personne soit respectée et accueillie dans la profondeur de sa peine, sans commentaires. Que le désir de mourir soit écouté avec sincérité. Elle a besoin de mettre dehors ce qui la hante. Par des mots, des images, des histoires, des symboles.

© Groupe Eyrolles

Michel veut parler à Dieu

Voici le récit que fait Michel, médecin, de sa sortie de la dépression.

J'aurais voulu parler avec Dieu ! L'invectiver, lui dire comme il avait mal fait les choses ! Comme nos meilleures intentions pouvaient se transformer en erreurs redoutables !

Pendant un temps interminable tout a été noir. J'avais sommeil, immensément sommeil (Michel tombait littéralement dans un sommeil cataleptique à chaque séance, et je l'ai laissé faire tant qu'il en a eu besoin, lui demandant simplement d'en parler à la séance suivante), je me débattais aussi dans des problèmes financiers et matériels sans fin. J'avais passé ma vie à m'occuper des autres et je m'étais embourbé dans leurs problèmes. Je voulais sans arrêt rendre service à tout le monde. J'avais des douleurs cardiaques terribles, et mon médecin a cru à une cardiopathie. J'ai même été hospitalisé pour cela, mais on n'a rien trouvé.

Ma mère vieillissante exigeait énormément de moi et je n'en pouvais plus. J'étais partagé entre la haine et l'amour pour elle. Après tout, c'était ma mère ! Elle exigeait beaucoup, me culpabilisait et mettait ma situation financière en péril. Elle donnait si peu, et l'expression maternelle de son affection avait toujours fait défaut. C'est curieux, je ne m'en étais jamais rendu compte, sinon à la mort de mon frère, il y a deux ans. Pas une fois elle ne s'est dérangée pour aller le voir à l'hôpital, pas une fois elle ne lui a parlé, ne l'a soutenu. J'ai cru me voir, là, en train de mourir, et elle, dans son indifférence froide et dans son égoïsme.

Ses plaintes perpétuelles m'exaspéraient et me consternaient. Il me semblait que si je ne faisais pas ceci ou cela, personne ne m'aimerait. J'avais peur d'être un salaud à mes propres yeux. Mais en même temps, j'avais aussi l'impression de ne jamais avoir été

© Groupe Eyrolles

aimé. Je n'étais nulle part, je ne m'occupais pas de moi, je n'existais que pour soutenir les autres.

Toutes mes forces étaient concentrées dans le maintien de ma vie professionnelle, qui d'ailleurs ne marchait pas fort. Le nombre de patients diminuait chaque jour et cela m'angoissait terriblement. J'avais fait des associations professionnelles douteuses et cela s'avérait catastrophique. J'ai touché le fond lorsque mon associé m'a quitté dans des circonstances conflictuelles, avec la clientèle restante. Mais je me suis entêté.

Pendant six mois, à chaque fois que je prenais ma voiture, je me disais en regardant les arbres qui bordaient la route que le prochain serait pour moi. Mon entourage m'accablait de conseils : « Tu es trop ceci, pas assez cela ! » Vous, vous m'avez écouté comme personne ne l'a jamais fait. Je vous sentais, non pas en face de moi, mais à côté de moi, épaule contre épaule. Vous vous battiez avec moi.

À chaque fois que je voulais jeter ma voiture contre un arbre, je me souvenais de la phrase que vous m'aviez dite, un jour, et qui m'avait fait ricaner sur le moment, car vous aviez eu l'air assez fâchée alors que vous êtes toujours si calme : quand je vous ai parlé de mon désir d'en finir et de la manière dont je comptais m'y prendre, vous avez protesté et j'ai senti que c'était un cri du cœur : « Vous ne pouvez pas me faire cela ! », avez-vous crié.

Et bien, je ne l'ai pas fait, car avec vous c'était la fin de la solitude. Quand je venais m'allonger ici, je parlais avec Dieu ! Vous allez rire, mais je vous ai vue comme quelqu'un qui pouvait tout comprendre. Qui voyait de très loin les tenants et les aboutissants des moindres actions secrètes. Et donc qui pardonnerait au coupable que j'étais.

© Groupe Eyrolles

78

Vous avez toujours été là. Vous ne m'avez jamais laissé tomber. J'en avais un besoin absolu, car tout le monde m'avait laissé tomber. J'ai honte de le dire, mais je vous ai testée, pendant vos vacances, lorsque vous avez accepté de continuer les rendez-vous par téléphone. Vous me compreniez.

Je me suis surpris à penser effectivement : « Je ne peux pas lui faire cela, la pauvre, elle s'est donné tant de mal pour moi ! », et j'ai remis à demain cet acte si grave. Et puis encore à demain. Parfois, j'y pensais et je me disais paradoxalement : « Je suis trop fatigué pour le faire aujourd'hui, mais on verra demain ! » Et le temps a passé. L'été est venu et je me suis aperçu que mon corps avait un plaisir intact à nager dans la mer. Et puis les choses se sont arrangées, très lentement, mais pour finir, complètement. Je ne comprends d'ailleurs toujours pas comment les clients sont revenus. Peut-être est-ce parce que j'ai déménagé près de chez vous ? Je crois surtout que c'est parce que je me suis comporté différemment avec eux. J'ai été plus sûr de moi.

Non seulement je n'ai pas attenté à mes jours, mais je n'ai plus pensé au suicide. Peu à peu la souffrance s'est apaisée et le désir de mourir a disparu. Vous aviez été le témoin de mon innocence, vous saviez que je ne pouvais pas faire mieux ni être conforme à mon impossible idéal. J'ai eu à nouveau un avenir, et puis j'ai changé l'adresse de mon cabinet et mieux choisi mes collaborateurs. Et les clients sont revenus.

Aujourd'hui, je me dis que cette crise terrible a été non seulement utile mais bénéfique, car elle m'a obligé à évoluer et à muter hors du triste cocon professionnel que je m'étais fabriqué, et qui ressemblait tant au cocon familial. Repenser mon milieu social, oser quitter mon milieu d'origine, en finir avec la culpabilité ont été autant de bénéfices secondaires que je n'avais absolument pas prévus.

© Groupe Eyrolles

Je n'ai plus eu le sentiment de trahir les miens, et j'ai entièrement repensé la manière dont je pratiquais mon métier en me protégeant mieux pour vivre la vie de famille que je souhaitais.

J'ai repris confiance en moi et je me sens beaucoup mieux qu'avant cette dépression. Pour moi, elle a été une crise bénéfique et une chance.

Faire une pause, entrer dans un sas, un moment, pour avoir le temps de se retrouver dans ses besoins les plus intimes, être vu, entendu, pris en compte.

© Groupe Eyrolles

Rendez-vous avec vous-même

➤ *Le rôle du* holding *et du* handling *dans votre vie*

Asseyez-vous tranquillement, seul dans une pièce, au calme. Réfléchissez aux deux notions de *holding* et *handling* dans votre vie. Notez sur cette feuille ce que vous avez compris. Parlez en tant que « je » :

Le *holding* c'est :

....

....

....

....

....

....

....

Le *handling* c'est :

....

....

....

....

....

....

Réfléchissez encore un peu et notez ci-après quels sont les éléments soutenants (*holding*) dans votre vie. Prenez votre temps, allez au fond des choses et notez deux groupes d'événements.

Les événements qui concernent l'*Aujourd'hui* :

....

....

....

© Groupe Eyrolles

81

....
....
....
....
....

Les événements qui concernent l'*Autrefois* :

....
....
....
....
....
....
....
....

Si vous ne trouvez aucun élément soutenant dans l'*Aujourd'hui*, inventez-en ! Créez-en d'urgence. Et écrivez ci-dessous ceux que vous souhaitez introduire dans votre vie.

Exemple : je pense que tel élément (un mari, un métier différent, aider quelqu'un, un sport, une maison, un chat, un ami, un voyage, une activité artistique, une vie sexuelle différente, parler à mon père, parler à ma mère, etc. me soutiendraient).

....
....
....
....
....
....
....
....
....

© Groupe Eyrolles

Chapitre 4

L'intelligence émotionnelle

Les émotions sont parfois bêtes : histoire d'Yvon

> « *On ne ramènera jamais les manifestations*
> *de notre âme aux propriétés brutes*
> *des appareils nerveux.* »
> Claude BERNARD.

Être « *emotionally correct* » ou être relié à soi-même ?

Peur, panique, colère, mépris, joie, excitation... les émotions occupent une place fondamentale dans notre vie. Pourtant, leur incidence incontrôlable sur le corps inquiète, et c'est particulièrement embarrassant lorsqu'il faut prendre la parole en public, dire quelque chose de gênant à quelqu'un, exprimer un désaccord ou tout simplement se positionner face à l'autre. On perçoit souvent comme un conflit ce qui n'est qu'un avis différent, et la phrase de Laurent parlant de ses relations avec sa femme illustre dans l'humour la sorte de platitude qui imprègne parfois nos vies : « On est d'accord tous les deux, elle et moi, quand on n'a pas d'avis. »

© Groupe Eyrolles

83

« Ne pas avoir d'avis » devient peu à peu « ne pas exister », puis, un peu plus tard, « ne pas éprouver ». Cela peut sembler une option de vie intéressante que de faire le barrage à ses émotions, mais dans la durée, ce refoulement, qu'il soit conscient ou inconscient, provoque des ravages, physiques ou psychiques.

Pourtant, nos émotions sont formidables. Elles nous informent et nous relient à ce grand inconnu : nous-même. Certains ont la peau plus fine, sont plus émotifs que d'autres, et s'en plaignent. D'autres ne se plaignent de rien, et c'est d'ailleurs à se demander s'ils éprouvent quelque chose tant ils sont lisses, raides, toujours satisfaits et impavides.

Nous ne sommes pas égaux devant les émotions, et le regard que nous posons sur elles diffère d'un individu à l'autre, mais aussi d'une société à l'autre. Certains pays comme le Japon et l'Allemagne sont plus retenus émotionnellement que d'autres. D'une culture à l'autre, il existe une manière d'être « *emotionally correct* ».

C'est Aristote qui emploie pour la première fois le terme de catharsis dans son texte *Poétique*. Purification, purgation, la catharsis, c'est-à-dire l'expression intense des émotions, a pour fonction d'évacuer (comme une purge) les émotions bloquées, non dites ou non reliées à leur histoire.

Marchant dans la brume du petit matin sur le sable de la petite plage bretonne devant chez moi, l'univers si beau et si tranquille, l'odeur du varech et le sentiment de la continuité de la vie toute simple en moi et sans moi, m'ont un instant mis les larmes aux yeux. C'est cela une catharsis. Mais les émotions sont loin d'être toutes aussi tranquilles. Certaines colères soudaines sont aussi des catharsis. L'indignation face à un spectacle d'injustice relaté sur le petit écran ou dans la rue est une catharsis.

Wilhelm Reich, père de la bioénergie, fonda l'essentiel de son travail sur ces moments de purge émotionnelle, dont s'inspire

© Groupe Eyrolles

encore toute la psychologie humaniste d'aujourd'hui. Son travail sur le corps visait à permettre à la personne de recontacter des émotions enfouies. J.-L. Moreno, fondateur du psychodrame, lui-même inspiré des grands drames antiques, reprit à son compte le point de vue d'Aristote qui, observant la tragédie, note qu'elle suscite « (…) pitié et crainte, et opère la catharsis propre à pareilles émotions ». En psychanalyse, la catharsis n'est pas exclue des séances. Anna O., la première patiente de Freud, désignait drôlement par l'expression *chimney sweeping* (ramonage de cheminée) le traitement psychanalytique.

Les émotions sont certainement ce que nous avons de plus personnel, et aussi ce que nous avons de plus utile. Non seulement elles témoignent que nous sommes vivants et humains, mais elles nous envoient aussi des images intérieures puissantes qui sont autant de représentations de notre désir profond.

Elles sont aussi fortement liées au changement, car elles désorganisent les structures caduques et nous forcent à en produire de nouvelles, plus adaptées à ce que nous sommes réellement. En ce sens, elles sont perçues comme perturbantes par certains. Mais finalement, bien intégrées, elles nous laissent une agréable sensation d'unité intérieure.

Mais là ne s'arrête pas leur rôle : elles apparaissent parfois comme de véritables sentinelles intérieures. Le récit de Pierre, consultant en informatique, l'atteste.

Sentinelle intérieure ou sixième sens ?

Histoire de Pierre

De retour de mission dans un pays asiatique, j'arrivais un soir à Orly en short, tongs et chemisette. C'était le premier jour du printemps, mais un retour brusque de l'hiver avait fait chuter la température et il avait tant neigé que l'aéroport était fermé aux départs.

© Groupe Eyrolles

85

Il gelait à pierre fendre. J'avais beaucoup pensé à mon fils pendant ce voyage, car nous nous étions disputés la veille de mon départ, et, en y réfléchissant, je m'étais trouvé très excessif dans ma colère envers lui. J'étais pressé de le revoir ainsi que ma famille. Je me lançai sur l'autoroute vers notre maison de campagne et, sortant de la ville, je m'aperçus que des congères, tels des rails, enserraient les pneus de ma voiture ; impossible de tourner à gauche ou à droite ; il fallait suivre cette trace. La joie du retour anesthésiait le danger. À la sortie de l'autoroute déserte, les congères disparurent pour faire place à un tapis de neige épaisse, et bientôt les bords de la route s'évanouirent sous la neige. Mais je savais ne pas être loin de ma maison que pourtant je n'apercevais pas encore.

C'est alors que mon cœur se mit à battre violemment et qu'une sueur froide me glaça le dos. Une angoisse violente m'assaillit et je m'aperçus que, sans y penser, mon pied avait écrasé la pédale de freins stoppant la voiture au milieu d'un champ de neige. J'ouvris la portière, haletant, et mis un pied à terre où je m'enfonçai jusqu'aux hanches. Impossible de bouger. Allai-je mourir de froid ?

L'aube n'était pas loin, et après une nuit glacée, une dépanneuse passant sur la route m'aperçut et vint tracter ma voiture et la sortir des berges d'un lac invisible sous la neige, devant lequel je m'étais arrêté pile.

Quel obscur instinct m'avait sauvé la vie, obligeant mon pied avant même que l'idée de danger ne fît son chemin dans mon cerveau, à appuyer violemment sur la pédale de freins, empêchant ainsi la voiture de s'enfoncer dans l'eau glacée, moi à son bord ?

Plusieurs lectures de ce récit sont possibles, et l'on ne peut pas rester insensible aux risques inconsidérés pris par Pierre. Impossible non plus de ne pas entendre le lien qu'il fait avec la dispute qu'il a eue avec son fils avant de partir en voyage. Et nul doute

© Groupe Eyrolles

86

qu'il y a de très bonnes raisons d'explorer analytiquement ce qui, à n'en pas douter, est un passage à l'acte*.

Mais pour l'heure, nous voulons simplement explorer le rôle de sentinelle intérieure de certaines émotions et l'importance d'y prêter attention, même dans des circonstances plus quotidiennes et moins dramatiques.

Pourquoi en effet mon cœur se met-il à battre violemment face à telle personne, collègue ou ami ? Pourquoi la peur m'étreint-elle à une certaine heure du soir, face à un certain paysage ? Pourquoi l'exultation amoureuse m'envahit-elle face à un être que je ne connais pas, alors qu'elle aura disparu quelques semaines plus tard ? Pourquoi l'angoisse m'envahit-elle dans une circonstance pourtant anodine pour d'autres ?

La sentinelle intérieure de Pierre a parfaitement fonctionné, et elle existe dans chacun de nous, car elle est sollicitée en cas d'urgence extrême – hors de la conscience – par une des parties les plus primitives de notre cerveau, l'amygdale.

L'absence, en règle générale, d'explications rationnelles lors de l'émergence de ces émotions pourtant absolument essentielles, en fait le phénomène le plus déroutant de notre vie relationnelle. C'est pour cette raison que ces émotions sont souvent refoulées, car sans explications immédiates. Elles sont parfois associées à la folie et au manque de sens.

Ce n'est pas parce que leur raison est invisible aux regards inexpérimentés qu'elle n'existe pas. Elle demande cependant à être explorée avec des moyens que la psychanalyse nous offre.

J'emploie souvent avec mes patients le mot « boussole intérieure », sans savoir que Proust, qui était un fin analyste des mouvements de l'âme, en était l'auteur.

Il s'agit bien pour tout un chacun de ne pas perdre ou de retrouver cette boussole intérieure souvent perdue au profit d'une apparence

© Groupe Eyrolles

lisse, calme, d'humeur égale et très urbaine. Le fameux *Faux Self**. Car souvent la sentinelle intérieure se déclenche à tort et à travers, et les signaux d'alerte sont disproportionnés (la colère démesurée de Pierre envers son fils, par exemple) par rapport à ce qui semble les avoir provoqués.

Tout n'est pas rose au royaume des émotions !

Les émotions semblent parfois bêtes !

La sentinelle intérieure alertée par on ne sait quoi se déclenche parfois pour le pire. À notre grande gêne, l'émotion devient bête, car on ne peut la relier à sa cause véritable. On tempête sur une cible qui n'est pas la bonne.

Annie arrive ainsi très gênée à son rendez-vous : « J'ai du mal à vous dire cela, mais puisque je dois tout dire, je vous avoue avec honte que, hier soir, j'ai frappé mes enfants. Je les ai tellement frappés que ma petite-fille de huit mois a eu des convulsions et je suis allée à l'hôpital. J'étais épouvantée et excédée, hors de moi. » Travaillant sur cette colère qui l'amène à maltraiter ses enfants, nous comprendrons peu à peu, Annie et moi, que c'est à son mari alcoolique qu'elle aurait voulu exprimer sa colère, sans le pouvoir, car, craignant qu'il ne l'abandonne ou ne la frappe, sa colère s'est déchaînée sur les plus petits.

Je ne m'étendrais pas ici sur les éléments théoriques et scientifiques ayant trait à la biologie du cerveau, et l'on pourra, si l'on souhaite en savoir plus, se reporter à mes livres précédents[1] et à ceux que j'ai listés dans la bibliographie en fin de volume. Il est prouvé scientifiquement aujourd'hui que nos expériences présentes, mais aussi passées, laissent une trace dans notre cerveau biologique et dans nos souvenirs inconscients. Que cette

---

1. Marie-Louise Pierson, *L'Intelligence Relationnelle*, Éditions d'Organisation.

© Groupe Eyrolles

trace soit oubliée ou inaccessible à notre conscience rend les choses bien compliquées. Et c'est ce qui vous amènera à aller voir un psychanalyste si vous sentez que ces émotions inexpliquées s'accumulent dans votre vie.

« Je l'ai encore fait ! », dit Aurélie qui se plaint de son anxiété au cours d'un séminaire. « Lorsque j'ai pris la parole devant mes collègues, je me suis sentie me vider de toute énergie et mon sang s'est glacé, tandis que mon cœur battait si fort que j'ai eu la nausée. Et pourtant, il n'y avait là que des collègues sympathiques qui m'apprécient. »

Aurélie déplore sans comprendre que sa sentinelle intérieure n'accepte pas de reconnaître ce que lui dit sa raison : il n'y a pas de danger, du calme !

Car, dans l'*Autrefois* et l'*Ailleurs* de l'histoire d'Aurélie, il y a bel et bien eu un danger pour son identité et son intégrité psychique. Toutes les émotions ont une raison, et c'est celle-là qu'il faut chercher pour retrouver et conserver sa boussole intérieure.

Trouver ou retrouver sa boussole intérieure

Pour certains, le simple fait de ressentir et de prendre conscience de sa boussole intérieure a un jour été interdit *sans que cela n'ait jamais été clairement dit*. Évoluer dans un monde hyperadapté d'où l'humain est exclu est le paysage que la famille dresse parfois devant l'enfant et auquel il est invité à se conformer. L'enfant grandit dans un environnement superficiel où l'on refoule les inévitables conflits de la vie. Être gentil, bien élevé, ne pas gêner, ne pas interrompre les grandes personnes, sont des injonctions silencieuses qui sont autant d'avatars d'un désir de plaire à tout prix. Une forme de normalité se dessine, proche d'un décervelage en bonne et due forme.

© Groupe Eyrolles

Dire ces conflits, exprimer ce que l'on ressent est reçu par l'entourage comme inconvenant, parfois même (c'est terrible d'ailleurs) comme un indice d'anormalité, voire de folie...

« Dans ma famille, j'étais l'anormale, la folle, celle qu'on regardait en se moquant parce qu'elle ne collait pas à la norme. Aujourd'hui, je sais que c'est moi qui avais raison et qu'ils sont tous à côté de la plaque », raconte Joëlle.

Il y a ainsi des familles « charmantes » au demeurant, où tout reste en surface et où on ne parle jamais de choses importantes. On y a visé, plus que l'authenticité, une hyperadaptation, et ceci parfois pour des raisons vitales : milieu social modeste, émigration, passé traumatique, mais aussi pour des raisons très graves et des faits ayant eu lieu dans les générations précédentes (meurtre, suicide d'un ancêtre, génocide, internement, événements historiques tragiques, etc.).

Ainsi, Amélie, en traçant à ma demande son arbre généalogique, s'aperçoit « d'une malédiction qui semble peser sur les premières nées lorsqu'elles sont des filles ». Les enfants meurent sitôt nées ou plus tard, de maladie. La mère d'Amélie a ainsi elle-même perdu deux enfants, des jumelles. Pour surmonter cette terrible épreuve, la mère d'Amélie a endossé, sur injonction silencieuse familiale, une attitude d'humour systématique qui tend à placer tout événement, dramatique ou non, au même niveau de drôlerie. Rien n'est pris au sérieux. Rien n'est évoqué d'important ; aucune demande n'est prise en compte ni reçue.

« Je déteste les prises de tête », dit-elle à Amélie lorsque celle-ci, cherchant à se rapprocher de sa mère, exprime son malaise.

Peu à peu, l'enfant se construit sur cette *injonction silencieuse** : il ne faut pas parler des choses importantes. Et le refoulement s'accumule, éloignant l'être de lui-même. Il s'adapte, perd sa forme personnelle et se conforme. Il est parfois très difficile de sortir de cette cuirasse qui peut être aussi faite, non de

90

© Groupe Eyrolles

quelque chose de dur, mais de quelque chose de mou, d'évanescent, d'inexistant.

Le désir de plaire, d'être aimé, peut être à la source d'un refoulement opiniâtre des émotions. Il en va de même pour le désir de ne pas gêner ou d'accroître, en exposant ses problèmes, le mal-être d'un des parents : « Il fallait que je sois leur petit rayon de soleil, que je les fasse rire, ils étaient tellement malheureux avec la maladie de papa. Mais c'est glauque, ils auraient dû faire cela avec leurs amis », dit Joëlle, évoquant cet étrange devoir d'amour qui l'amena peu à peu à s'oublier elle-même face à un père atteint d'une grave maladie.

Mais il y en a beaucoup d'autres. Les enfants qui succèdent à des frères et sœurs décédés développent, par exemple, une forme particulière de souffrance qui les amène à se replier loin de leurs émotions, dans une forme d'identification secrète à celui qui n'est plus. La vie s'arrête alors, hors du temps, et, en général, hors d'une vie sexuelle et affective gratifiante pour le sujet.

Histoire d'Yvon

C'est le cas d'Yvon qui arrive ce matin, après une brève interruption de ma part pour une intervention au genoux, et qui découvre tout à coup qu'il a été jusqu'à ce jour quelqu'un qui ne ressent pas.

Yvon est un jeune JAF (juge aux affaires familiales) qui a trouvé sa voie lorsqu'il s'est spécialisé, plus tard, dans la défense des mineurs au pénal. Il adore son métier et s'y investit tellement qu'il « oublie » de se faire payer. Dans ces moments-là, il éprouve une grande culpabilité face aux destins fracassés de ces jeunes qu'il défend avec talent et ténacité, ne comptant pas ses heures de travail. Il est bien évident que c'est lui-même qu'Yvon défend inlassablement, devant un jury impassible qui ressemble à sa famille. La famille d'Yvon, bien qu'il en parle peu, est très fortunée, et les grands-parents ont transmis une grosse fortune acquise dans l'import-export.

© Groupe Eyrolles

91

Yvon dit : « J'ai grandi dans un palais de marbre où personne ne se parlait. » C'est un grand et bel homme qui manie un humour au troisième degré pas toujours facile à comprendre ; il parle très vite et on a du mal à saisir sa pensée. La raison réside sans doute dans son histoire qui enjambe les continents : de la Corée (sa mère) à la vieille Europe (son père). Pas un signe visible de son identité culturelle chez ce grand garçon longiligne et féru de sport qui avoue, en se moquant, « avoir eu dans le passé des conduites franchement asociales ».

Il déclare en souriant : " C'est vraiment marrant, j'ai pensé à vous ce week-end à la piscine, je ne sais pas pourquoi. Il y avait un homme allongé par terre, sans mouvement, qui est resté là pendant longtemps, et personne ne s'occupait de lui. Finalement, il avait une foulure au genou et il ne pouvait pas bouger. Ah oui, c'est ça qui m'a fait penser à vous !

C'est incroyable, il ne disait rien et restait là, sans demander de l'aide ! Il y a vraiment des gens qui ne disent rien de leurs émotions ! C'est un peu moi ce type allongé et crispé sur sa douleur. Vous vous rendez compte ? Il est resté là des heures, et finalement ce sont les pompiers qui l'ont emmené sur un brancard, et ils ont dû fermer la piscine et lui injecter un antalgique tellement il avait mal. Qu'est-ce qu'il faisait là ? Qu'est-ce qu'il pensait pendant tout ce temps ? Où était-il ? Est-ce qu'il ne ressentait rien ou est-ce qu'il n'osait pas le dire ?

C'est fou de vivre à ce point hors du registre de l'émotion ! Quand je viens ici, je pose des valises énormes et ça fait du bien. Cela éveille des zones de l'esprit qui seraient mortes sans cela. J'ai vu sur Internet qu'on appelle "troubles du gisant" les gens qui se disent tout le temps "Il ne faut pas déranger, tais-toi !" Ce sont des gens qui naissent dans des familles où il y a eu avant eux de grandes souffrances et de grands malheurs.

© Groupe Eyrolles

J'étais comme ça quand je suis venu vous voir et que vous m'avez demandé pourquoi je semblais ne jamais reprendre mon souffle, et qu'on a retrouvé ensemble que mon petit frère était mort d'un arrêt respiratoire peu après sa naissance, et que personne ne voulait plus en parler chez moi. J'avais du mal à respirer moi-même, vous vous souvenez ? Vous m'avez même montré des exercices respiratoires que je fais encore maintenant que ça va mieux.

Tout ça me fait penser à ma mère qui est coréenne. Ils ne montrent rien vous savez, les Coréens. Ils sont froids (il rit et fait une longue pause). C'est culturel et religieux, ce contrôle perpétuel.

En sortant de la piscine, je suis allé prendre un café en face de mon bureau. Une jeune fille brune a frappé mon regard, avec quelque chose d'humain et de charmant dans le visage. Elle était douce, sensible. J'ai eu envie de la connaître, mais elle est partie avant que j'aie pu lui adresser la parole. J'ai alors eu une pensée absurde, je ne sais pas ce que vous en pensez ; je me suis dit : "Elle seule a la clé." »

Oui, elle seule a la clé, car cette jolie jeune femme sensible est dans la vie celle qui, *via* la sexualité, ramènera Yvon dans sa vie émotionnelle. Face à elle, Yvon *éprouve* à nouveau son attrait pour l'humain, le désir.

En attendant, n'ayons pas peur de traverser quelques orages émotionnels sans trop chercher à les maîtriser, même s'ils paraissent gênants et incompréhensibles. Ils disparaîtront peu à peu lorsqu'ils prendront leur sens.

On peut comprendre la raison pour laquelle la sentinelle émotionnelle s'affole et devient bête, nous poussant sur un simple mot à des réactions de peur ou de colère extrêmes, alors que la situation *ici et maintenant* ne nécessite pas un tel déploiement d'alerte.

© Groupe Eyrolles

93

C'est bien gênant, mais nous avons compris que les émotions ont à voir avec la mémoire et que, dans un premier temps, il s'agit tout simplement de laisser faire et de retrouver leur cause profonde.

Une situation d'aujourd'hui réactive un éprouvé *oublié* d'hier. C'est un peu ce que l'on explore dans le fameux *transfert*, en psychanalyse. Tour à tour seront présents, dans le fauteuil de l'analyste (dont vous ne savez rien), les personnages importants de votre vie : papa, maman, tante, frère, sœur, grand-mère, etc.

Cela demande du temps et un travail subtil et particulier d'écoute de soi-même qui sollicite tous les stades de la prise de conscience corporelle, affective, sensorielle, afin d'arriver à matérialiser dans le langage les représentations les plus profondes.

C'est-à-dire à s'entendre soi-même.

© Groupe Eyrolles

Rendez-vous avec vous-même

Voulez-vous essayer, sur une journée entière, demain par exemple, d'explorer la trajectoire ressenti-émotions-parole en vous-même. Sans discriminer. Sans vous juger.

Écoutez-vous bien, même si vous n'avez pas d'interlocuteur.

- Ressentez ce qui va ou ce qui ne va pas à travers votre corps et vos émotions.

- Pensez et représentez-le (avec des mots ou des images).

- Dites-le à voix haute.

- Enfin, et pour finir, mais c'est difficile, positionnez-vous dans votre désir : je souhaite ceci ou cela, puis demandez-vous ce que vous souhaitez.

N'hésitez pas à vous isoler pour ce faire et à vous parler à vous-même à voix haute.

Pour vous aider, vous pouvez mettre une chaise vide en face de vous et « parler » à quelqu'un.

Écrivez ensuite le déroulement de ces quatre étapes.

Première étape : ce que je ressens

....
....
....
....
....
....
....
....
....
....
....

© Groupe Eyrolles

95

Deuxième étape : ce que j'en pense

....
....
....
....
....
....
....
....
....

Troisième étape : comment je le dis

....
....
....
....
....
....
....
....
....

Quatrième étape : ce que je souhaite

....
....
....
....
....
....
....
....

© Groupe Eyrolles

TROISIÈME PARTIE

Faire face bien accompagné

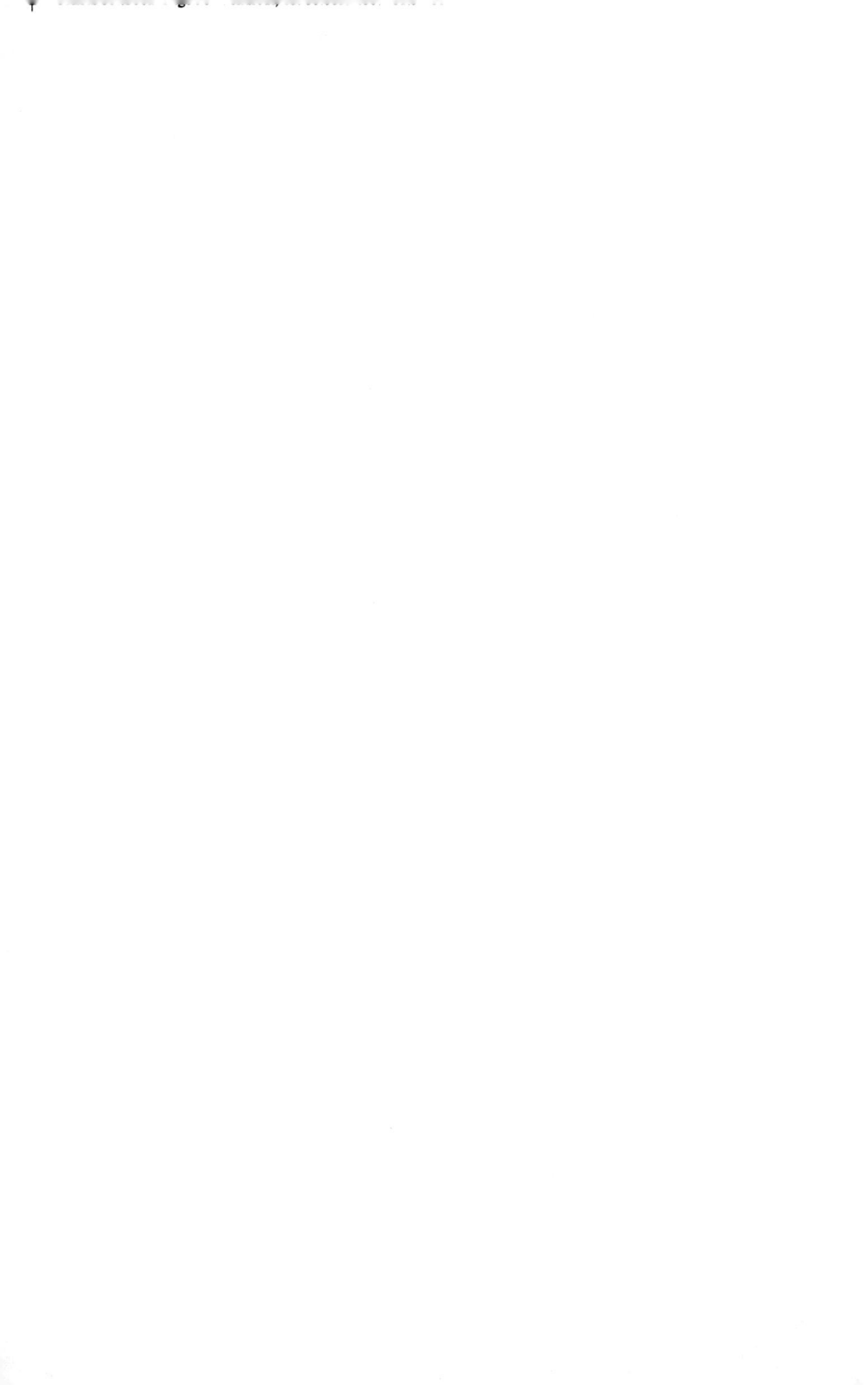

Chapitre 5

Quelques psychothérapies avec des mots simples

Une histoire d'amour

« Sans me comparer à autrui je pars d'où je suis.
Reconvoquant avec une fragile liberté un instrument
précieux de mon existence, la volonté. »

Alexandre JOLLIEN, *La construction de soi.*
Un usage de la philosophie.

Trouver le bon guide

« Je pars… d'où je suis ! », conseille le philosophe Alexandre Jollien au nom de la construction de soi. Faire une psychothérapie, c'est exprimer la volonté d'entamer une histoire d'amour… avec soi-même, en partant de là où l'on est.

Mais oui ! Et d'ailleurs, d'où partir d'autre que de soi-même ? Après avoir fiévreusement cherché de l'aide dans les « il n'y a qu'à » et « il ne faut pas », largement dispensés par l'entourage, vous acceptez lentement l'idée d'accueillir qui vous êtes, là où vous en êtes… enfin ! Vous avez compris qu'aucun événement dans l'*Aujourd'hui*, serait-il terrible, ne peut causer une dépression, et

© Groupe Eyrolles

vous êtes décidé à vous faire accompagner et soutenir pour en comprendre la cause profonde. Vous n'avez pas oublié la phrase magnifique de Socrate « Connais-toi toi-même », ni surtout sa suite que l'on néglige toujours : « ... et tu connaîtras l'univers et les dieux ».

Vous commencez à comprendre qu'il existe un rapport entre vos souvenirs, votre mémoire, et ce que vous vivez ou ce que vous êtes devenu. Vous reconnaissez que vous êtes porteur d'une histoire, mais vous hésitez encore à reconnaître que cette histoire vous a façonné pour le meilleur, et peut-être pour le pire. Courage ! Ce qui a été fait (et qui est souffrance) peut être défait ou fait différemment, pour votre plus grand bonheur. Vous avez quelque chose à faire de tout cela.

Comme tout un chacun, vous ne comprenez rien aux différentes professions de la sphère « psy ». Vous vous sentez perdu, et votre sentiment de solitude, comme celui de l'abandon, est intense.

Voici en quelques mots simples les choix qui s'offrent à vous.

Laissons la psychanalyse de côté pour le moment, car, bien que Freud l'ait considérée comme une psychothérapie, je pense qu'elle a un statut à part. **Un élément important la différencie en effet des autres psychothérapies qui sont toutes l'expression d'une opinion sur l'homme et son destin ; opinions qui sont autant de croyances parfois contestables ou dépendantes de courants de pensées, de modes passagères, voire de politiques.**

La psychanalyse n'est pas morale ni une vision du monde, alors que la plupart des psychothérapies expriment une opinion sur l'homme et sur sa place dans le monde. Nous lui consacrerons le chapitre suivant.

Therapeïa en grec, c'est le culte des dieux, le « soin » religieux. Il est bon de rappeler que la psychothérapie n'est pas une activité médicale ; d'ailleurs, elle n'est pas enseignée en faculté de médecine ni répertoriée par code à la sécurité sociale. Il n'existe aucun

© Groupe Eyrolles

100

pays au monde où la pratique des psychothérapies soit réservée aux médecins. Le psychothérapeute du XXIe siècle est formé à l'université et dans les écoles privées. Il a suivi lui-même une ou plusieurs psychothérapies. Il est ensuite suivi et *contrôlé* sur ses premiers cas, par un aîné.

C'est que le psychothérapeute doit intervenir sur des difficultés d'origines diverses, tantôt psychiques ou psychologiques, tantôt biologiques, sociales ou relationnelles.

Ces troubles sont le plus souvent :

- *Intrapsychiques* : c'est le cas de la dépression, de l'angoisse, de l'anxiété, de la boulimie, de l'anorexie qui en sont l'expression.

- *Relationnels* : il s'agit des conflits conjugaux, du harcèlement moral, de la communication familiale, des problèmes professionnels.

- *Psychosociaux* : pour les problèmes liés à l'immigration, à l'alcoolisme, la toxicomanie, le chômage.

- Parfois tout cela à la fois.

Qui sont les psy ?

Il est fréquent que les médias mélangent tout et parlent du champ « psy » sans faire de nuance entre quatre métiers complètement différents et qui posent un regard bien distinct sur le mal-être humain, apportant des solutions que l'usager ferait bien de méditer longuement, exerçant sa liberté de penser, de *se* penser, lui et sa vie, avant de prendre une décision et d'agir. Il n'est pas question ici d'explorer le détail des aspects théoriques qui sous-tendent les choix de tel ou tel groupe de pensée. À vous de voir. De lire et de vous informer. De sentir, de réfléchir, surtout.

Mais l'on comprendra vite qu'il y a une différence entre un apprentissage dans les livres et une approche incluant une

© Groupe Eyrolles

psychothérapie personnelle ou une analyse. De même que l'on comprendra aisément qu'il y a une différence importante entre une approche qui accède à l'inconscient de la personne et le prend en compte, et une autre qui intervient sur ses comportements sans en chercher la cause profonde.

Oserai-je dire ici qu'on a le psy que l'on mérite ? Tout comme on a la vie que l'on se fait, les amis que l'on se donne, les amours que l'on se cherche ? Passifs ou actifs, dans notre quête ? *Pensant* ou *Agi* ? Voilà la grande décision à prendre par chacun. Après une longue enquête dans le champ des psychothérapies[1], j'avais mis les lecteurs en garde contre certains amalgames (appeler « analyse » ce qui n'en est pas une, avec l'invasion du *New Age* et de la Formation pour adulte dans le champ des psychothérapies, par exemple), et j'avais rappelé que le bon vouloir – ou le vouloir du bien à autrui, la *fureur thérapeutique* –, ne suffit pas à guérir.

Chacun doit se sentir responsable de lui-même, s'informer et renoncer bien entendu aux gourous et autres vendeurs de rêve, quitte à être réactif devant son praticien, ce dont il doit vous féliciter sans se dérober. Et ne pas hésiter à changer s'il ne se sent pas à l'aise.

Notre culture nous porte à considérer comme normal un dualisme clivé qui nous amène « à raisonner en catégories séparées où le cheval du corps galope dans un autre monde que le cheval de l'âme »[2]. Et pourtant… Nous *sommes* un corps autant que nous *avons* un corps. Rappelons donc ici pour mémoire les professions du champ psy.

Le psychiatre est un médecin spécialiste des maladies psychiques et des troubles mentaux qu'il soigne avec des médicaments (psychotropes, antidépresseurs, anxiolytiques). Cependant, « la formation de base des psychiatres en faculté ne comprend aucune

© Groupe Eyrolles

---

1. Marie-Louise Pierson, *Le guide des psychothérapies*, Bayard, 1993.
2. Boris Cyrulnik, *De chair et d'âme*, Odile Jacob, 2006.

préparation à la psychothérapie, laquelle implique une thérapie personnelle, suivie d'une longue formation spécifique et d'une supervision régulière »[1], rappelle Serge Ginger, psychothérapeute. Ils accompagnent parfois leurs consultations d'écoute et de conseils. Certains psychiatres se forment à la psychanalyse ou à la psychothérapie.

Le psychologue est formé à l'université et intervient dans les domaines où une expertise est nécessaire : coordination de réunions de synthèse, tests d'aptitude, entretiens de soutien. Certains deviennent ensuite psychanalystes ou psychothérapeutes à l'issue de formations complémentaires et surtout d'un travail à implication personnelle comme une psychanalyse ou une psycho-thérapie.

Les psychanalystes sont formés à l'université et dans leurs instituts spécifiques (ils sont souvent psychologues, linguistes, enseignants ou philosophes), mais ils accomplissent surtout, leur vie durant, un approfondissement de leurs connaissances par des cours d'études complémentaires au sein de nombreux groupes de travail. **Avant tout, ils sont impérativement et longuement analysés au moins une fois** (chaque analyse dure plus de six ans et a géné-ralement lieu deux ou trois fois, parfois même toute leur vie). Ils sont *supervisés* par leurs pairs.

Les psychothérapeutes sont formés dans leurs écoles spécifiques et doivent obligatoirement effectuer une thérapie personnelle puis être supervisés par un aîné.

Ils font parfois une psychanalyse (souvent jungienne) et pratiquent leur méthode sur la base conceptuelle de celle-ci. On dit alors qu'ils effectuent une « psychothérapie analytique ».

---

1. Serge Ginger, « La psychothérapie. État des lieux », *in La psychothérapie au XXIe siècle*, édité par la FF2P (Fédération française de psychothérapie et psychanalyse).

© Groupe Eyrolles

En tout dernier lieu viennent *les coachs*, sorte d'accompagnants formés pour soutenir le projet d'une personne dans son milieu professionnel. Leur formation est encore balbutiante et ils interviennent souvent dans l'entreprise à la demande de celle-ci, ce qui restreint forcément leur zone d'intervention. On ne voit pas bien comment peut intervenir sur la personne *intime* un collaborateur payé par l'entreprise, celle-ci n'étant certainement pas le lieu idéal pour dévoiler sa vie intime, sans oublier que les sanctions sont inévitables et incontrôlables. Et pourtant ! Certains arrivent à œuvrer utilement dans ce délicat équilibre !

Il existe de nombreuses approches psychothérapeutiques dont nous ne citons ici que quelques-unes. Il ne faut pas confondre les psychothérapies avec ce qui appartient au champ du « développement personnel » ou de la « formation ». Et vous devriez éviter d'avoir comme thérapeute la même personne que celle qui vous forme.

Malheureusement, lorsqu'on feuillette les publicités dans les journaux spécialisés, on s'aperçoit vite que le mot « thérapie » est attribué à des démarches très diverses qui vont du massage à la spiritualité *New Age* et qui font fi des grands principes de base des psychothérapies :

- prise en compte et respect de l'inconscient ;
- sexualité reconnue comme centrale ;
- analyse du transfert ;
- symptôme considéré comme le langage de ce qui ne peut se dire dans les mots ;
- sujet considéré dans la globalité de son histoire ;
- recherche du sens.

On notera qu'à aucun moment le thérapeute ne *sait* à la place de la personne. Il vaut donc mieux s'en référer aux grands organismes

© Groupe Eyrolles

104

qui prônent la reconnaissance par les pairs, où tout nouveau venu passe devant une commission d'agrément.[1]

Approches comportementales, relationnelles, existentielles, analytiques ?

Les approches les plus courantes en France sont :

- psychanalytiques ;
- comportementales ;
- les thérapies familiales ;
- les thérapies humanistes ou existentielles : Gestalt-thérapie, hypnose ericksonienne, PNL (programmation neurolinguistique).

Dans le cas des thérapies comportementales*, on considère que le symptôme (agitation, tristesse, phobies, etc.) est une maladie à éradiquer, à partir d'une classification des maladies mentales et de la « normalité ».

On parle alors de « troubles de la personnalité » qui sont définis ainsi :

> « *Un mode durable des conduites et de l'expérience vécue qui dévie notablement de ce qui est attendu **dans la culture de l'individu**, qui est envahissant et rigide, qui apparaît à l'adolescence ou au début de l'âge adulte, qui est stable dans le temps et qui est la source d'une souffrance ou d'une altération du fonctionnement.* »[2]

---

1. Voir en fin de volume les coordonnées et quelques organismes de référence.
2. *Américan Psychiatric Association*. DSM-IV, *Critères diagnostiques*, Washington DC, 1994. Traduction par J.-D. Guelfi et Masson, Paris, 1996.

© Groupe Eyrolles

Dans le premier cas (thérapies comportementales), on s'appliquera à « désensibiliser » la personne à travers certains exercices. Cette thérapie est assez brève, mais cela n'a pas que des avantages comme on le verra dans « l'histoire de la femme aux pigeons », un peu plus loin. Certaines personnes, peu à l'aise dans la parole, n'ont ni les moyens, ni le temps, ni l'envie, ni les capacités pour entreprendre une approche psychanalytique. Dans ce cas, il sera souhaitable de les diriger vers les thérapies comportementales et vers la sophrologie.

Dans le second cas, on considère le symptôme comme l'expression d'une souffrance et on accompagnera la personne pas à pas dans son histoire afin de retrouver la cause de sa souffrance, qui s'éteindra alors d'elle-même ainsi que les symptômes qui l'accompagnent. Cependant, on s'aperçoit très souvent que dans la plainte de la personne, ce qui est « malade » n'est pas ce que l'on croit. Le regard posé sur la personne est bien différent. Les symptômes (agitation, angoisse, somatisations, troubles du caractère, etc.) sont considérés comme autant de signes de souffrance. La personne est considérée au sein de son histoire, et on « entend » aussi l'histoire de son symptôme (agitation, addiction, asociabilité, orages émotionnels) comme l'expression d'une souffrance qui a son siège *Ailleurs*. On cherchera dans ce cas à retrouver la raison de cette souffrance d'origine jusque dans l'inconscient. C'est ce processus qui est mis en place dans les psychothérapies analytiques et dans la psychanalyse.

Quelques psychothérapies actuelles

Les psychothérapies qui suivent sont des thérapies destinées à faire émerger des émotions, produire une *catharsis* ou changer des comportements. Elles sont parfois appelées « psychothérapies humanistes » et sont issues du grand courant de pensée de Wilhelm Reich.

© Groupe Eyrolles

Sauf exceptions, elles n'ont rien de psychanalytique (l'interdit de toucher est absent), même si certains praticiens ont eux-mêmes été analysés. Le *cadre* est différent (pas de divan, on est en groupe, ou même assis par terre sur un coussin) même si elles reprennent parfois, avec d'autres mots, certains concepts analytiques pour les rendre plus accessibles.

Par exemple, l'analyse transactionnelle met, comme son nom l'indique, l'accent sur les transactions relationnelles et les *états* du Moi, le Moi se positionnant au cœur de la transaction dans différents états : infantile, adulte, parental, etc.

La question n'est pas de comprendre le « pourquzoi ? » ni d'accéder à la mémoire et à l'inconscient, mais de provoquer une prise de conscience qui viendra modifier le positionnement jugé pathologique.

Ces thérapies sont cependant intéressantes pour qui cherche un travail en groupe facilitant l'ouverture du champ relationnel et l'approche du monde émotionnel. Et puis on apprend beaucoup sur soi-même en écoutant les autres.

En voici quelques-unes :

La Gestalt-thérapie, conceptualisée aux États-Unis en 1951 par Friedrich Salomon Perls, souhaite être une approche globale de l'individu dans ses différentes dimensions : affective, physique, sociale, spirituelle. Elle explore les interactions entre le cœur, la tête, l'environnement social et les idéologies véhiculées, et mène un travail approfondi sur la perception.

La programmation neurolinguistique ou PNL, nom compliqué pour évoquer une approche qui a pris ses quartiers dans la formation des adultes. C'est un travail sur la communication à travers les différents canaux : visuels, auditifs, kinesthésiques, etc. Elle constitue une recherche de « l'excellence » à travers un ajustement à l'autre. C'est une thérapie comportementale basée sur l'imitation de quelques maîtres en la matière.

© Groupe Eyrolles

107

L'analyse transactionnelle (ou AT) fut mise au point dans les années 1950 par Eric Berne, Canadien de San Francisco. Il explore essentiellement la relation en tenant compte du positionnement de la personne – ses *états du Moi* – à travers différents scénarios de vie. C'est une approche comportementale et émotionnelle qui s'organise autour d'un Contrat Thérapeutique.

Le psychodrame de J. Levy Moreno utilise la scène théâtrale pour inviter la personne à jouer certaines scènes de son enfance et à les éprouver à travers cette « mise en corps ». Elle explore, à travers le jeu, des situations fantasmées, espérées ou redoutées. La participation des spectateurs qui interviennent pour donner leur avis, parler de leur expérience (*sharing*[1]) ou pour endosser différents rôles que la personne voudra bien leur donner (*Ego auxiliaire*) ajoute une dimension intéressante. Le psychodrame se retrouve dans le « jeu de rôle », très populaire en formation continue.

L'analyse psycho organique de Gerda Boyesen est peu représentée en France. C'est une écoute des émotions à travers les corps que l'on touche, et notamment les réactions péristaltiques (des intestins). Gerda Boyesen a travaillé avec Wilhelm Reich.

L'hypnose ericksonienne est une des approches existantes des différentes formes d'hypnose. Milton Erickson propose un travail sur la *conscience modifiée* et sur les souvenirs enfouis, même si la personne demeure consciente.

Les thérapies familiales et systémiques choisissent de replacer la personne (le « patient désigné ») dans son environnement familial, afin de mieux comprendre comment interréagit ce « système global de communication » qu'est la famille. Le nombre de séances est limité à une vingtaine. Elles ont lieu face à un couple de thérapeutes, sont longues et mobilisent toutes les personnes de la

---

1. « Partager. »

© Groupe Eyrolles

famille, et parfois même des amis. J'en donne le récit dans l'ouvrage *Le Guide des psychothérapies.*[1]

Les thérapies familiales sont souvent prescrites en complément de la psychothérapie analytique d'un des membres de la famille. Leur grand bénéfice est de faire circuler la parole entre les membres d'une même famille.

Une psychothérapie peut être analytique même si elle utilise comme média corporel une des méthodes citées ci-dessus, en favorisant la verbalisation. Le praticien structure ses interventions à partir des théories freudiennes et la mise en lumière des processus inconscients, à travers l'analyse du transfert notamment. Il existe par exemple du « psychodrame analytique ».

Nous avons constaté, dans une vaste enquête qui a donné lieu à la rédaction du *Guide des psychothérapies*[2], que le terme « analyse », accolé à une des psychothérapies citées ci-dessus, se référait le plus souvent à l'analyse jungienne, dite « psychologie analytique », plutôt qu'à l'analyse freudienne. Sauf exceptions.

Mais ces distinctions ne seront pas de grand intérêt pour vous.

Il peut vous paraître étonnant qu'une psychanalyste, après trente ans d'exercice et toujours aussi heureuse et émerveillée par la psychanalyse, conseille parfois d'autres méthodes, notamment les approches comportementales où celles n'ayant pas la visée d'un travail sur l'inconscient.

C'est que nous ne sommes pas tous prêts à entreprendre ce passionnant voyage sur nous-même. D'autres, aussi, pour des raisons de goût, de culture, de moment psychique, préféreront une approche corporelle ou comportementaliste. C'est leur droit, et je ne vois pas pourquoi imposer mes préférences. « Tout finit sur le divan, et on en vient toujours là ! », dit Séverine en terminant

© Groupe Eyrolles

---

1. Marie-Louise Pierson, *Le Guide des psychothérapies*, Bayard, 1993.
2. Voir *supra*.

son analyse, après avoir « expérimenté » bon nombre de psycho-thérapies humanistes. Ce sera à vous de le dire ! On est aussi responsable de ses choix.

Il y a quelque chose en moi qui résiste

Histoire de Marie, enfant Distilbène

Marie m'est envoyée par une de ses amies, enfant Distilbène elle-même, qui, à la suite d'une analyse chez moi et à la surprise du corps médical et de son entourage, a mis au monde l'enfant tant désiré. Je lui précise que l'on ne peut généraliser à partir d'un seul cas particulier et que le résultat est incertain, mais elle tient malgré tout à travailler avec moi et me raconte son histoire.

Il est d'ailleurs piquant de constater que, dans un premier temps, Marie ne consulte pas pour stérilité. En fait, ce dont elle se plaint amèrement est de ne pas arriver à être fidèle à son époux.

Cette battante, extrêmement rationnelle, grande voyageuse travaillant dans la fonction publique, est entraînée par son travail à effectuer de nombreux déplacements ; et elle ne comprend pas pourquoi, alors qu'elle aime tendrement son époux, elle tombe désespérément amoureuse ici et là de ses collègues.

Nous explorons ensemble sa vie affective, avant et pendant son mariage, et ce qu'elle vit comme une « folie » passagère, c'est-à-dire l'enchaînement de ses liaisons aussi brèves que passionnées. Jusqu'à ce que je lui fasse la remarque que tous les hommes dont elle tombe amoureuse sont... mariés, et (surtout) pères de famille. Les liaisons s'éteignent d'ailleurs à cause de ces deux raisons, et Marie n'ignore pas que les maris regagneront très vite le domicile conjugal.

Cette simple interprétation plonge Marie dans un enthousiasme qui tourne à l'exultation lorsque je lui propose de donner le sens

© Groupe Eyrolles

suivant aux actes qu'elle trouve incohérents : c'est en fait des pères potentiels qu'elle tombe amoureuse, dans une tentative de se rassurer sur leur fécondité... et surtout la sienne !

Marie éclate de rire et m'avoue avec soulagement : « Vous avez tout à fait raison, je suis une enfant Distilbène. Ma mère, une sportive de haut niveau olympique au corps si mince, avait pris pour me mettre au monde ce médicament fatal qui avait provoqué à la génération suivante des cancers, des stérilités et des disfonctionnements de l'appareil génital des petites-filles. Avortements et stérilité se sont succédés, à mon grand désespoir, car je viens de me marier et nous voulons très fort un enfant. Nous concevons cet enfant, mais quelques mois plus tard, j'avorte spontanément et ne peut conduire cette grossesse jusqu'à sa bonne fin ».

Il semble évident, si l'on y réfléchit, qu'outre la difficulté anatomique à concevoir, la difficulté psychique à prendre ce que la mère transmet – la maladie, la mort, l'incapacité d'être mère – sera déterminant pour la fille. Le destin de Marie dépend du refus ou de l'acceptation de cette transmission, ainsi que de sa capacité à sortir de sa mère pour devenir une mère elle-même et mettre au monde un enfant.

Comment se fait-il que nous arrivions, en analyse et avec l'aide des médecins, à inverser parfois cette histoire fatale, et que cette transmission s'effectue pour le mieux, ce qui se traduit dans la plupart des cas par la naissance d'un beau bébé ?

Cela ne s'est pas fait sans lutte, disons-le. Et nous reviendrons sur le déroulement de cette analyse que Marie termina alitée. Mais elle hésite encore et préfère se perdre en arguments plutôt que d'expérimenter. « Comment voulez-vous que le fait de vous raconter ma vie change quoi que ce soit ! », s'indigne-t-elle. « Je sais ce qui ne va pas, les médecins me l'ont dit, et en parler ne changera rien ! »

© Groupe Eyrolles

Comment expliquer à Marie, ou comment la convaincre, de vivre l'expérience de l'analyse plutôt que d'en parler ? La vérité scientifique n'est pas la vérité psychique, et les représentations mentales qui sont les siennes sont uniques, personnelles et dépendent de son histoire, elle-même relative à l'enveloppe sensorielle dont sa mère l'a entourée après la naissance : « (...) brillance des yeux, d'odeur, de voix, et de manière de manipuler qui constitue un analogue d'empreinte. »[1]

Non seulement l'enveloppe sensorielle mais le regard que la mère de Marie pose sur son propre corps (par exemple : comment accepter une maternité qui va « déformer » le corps lorsqu'on est une grande sportive olympique) et sur celui de sa fille ?

Comment expliquer à Marie qu'elle a elle-même quelque chose à faire de tout cela, et que son imaginaire, ses émotions, son histoire ont donné un sens qui interfère peut-être avec son désir ?

C'est de la sortie de cette matrice psychique maternelle *que va dépendre la réalisation du désir de Marie : mettre au monde un enfant.*

La conscience de cet édifice, que l'on nomme aussi la « vie psychique », peut lui permettre de changer bien des choses, et, pour son plus grand bien, de les orienter autant que faire se peut dans le sens de son désir.

Changer semble le projet évident de chaque personne qui veut sortir de sa dépression. En cours de psychothérapie, ce désir va rencontrer bien des résistances. On est certainement pas toujours son meilleur ami, et un patient le savait bien lorsqu'il me remercia un jour de « l'avoir aidé à penser contre lui-même ».

---

1. Boris Cyrulnik, *De chair et d'âme*, Odile Jacob, 2006.

© Groupe Eyrolles

Puis un jour, c'est la lumière ! Marie arrive extraordinairement vivante, ce matin, à sa séance : « J'ai été très secouée par notre dernier rendez-vous. Secouée en bien. C'est comme si j'avais compris que j'avais à retirer une cosse qui est autour de moi, et qui n'est pas moi. C'est ma mère qui me juge, qui regarde de manière défavorable les modifications de mon corps lorsque je suis enceinte.

Il y a "moi" à exprimer, non à retrouver, car "je" n'existe pas. Il faut créer, enlever les scories de mon enfance. Je sais comment faire maintenant : je me dis "quand j'aurais fait ça, est-ce que j'aurais fait quelque chose de bon pour moi ? ". C'est ça mon guide, maintenant. Pas quelqu'un à l'extérieur ! »

Le développement personnel

L'accès au développement personnel est essentiellement pédagogique, et c'est là ce qui le différencie de la psychanalyse et de certaines psychothérapies. Il ne fait appel à aucune exploration de l'inconscient. Il exprime un point de vue, souvent non dénué de croyances philosophiques contestables : existence d'un *homme bon,* d'une obligation à *être plus.* Un appel à l'*excellence,* souvent repris par l'entreprise (qui en use et abuse à son profit). Ou de valeurs dites « spirituelles » ou « politiques » qui sont souvent affligeantes d'ignorance et de naïveté. C'est peut-être là où le bât blesse. Car bien des théories mises en jeu psychiquement font référence à des systèmes de pensée que vous devrez *intégrer,* faisant fi de la recherche de votre liberté de penser personnelle. Ces méthodes, parfois très simplistes, rencontrent, justement à cause de leur simplicité, de nombreux adeptes infantiles qui, plutôt que l'autonomie psychique préfèrent emboîter le pas à… Papa (ou Maman !). Le grand gourou !

Mais au-delà d'assises théoriques fragiles, le développement personnel, s'il est soigneusement choisi, peut apporter une parole

© Groupe Eyrolles

113

plus libre, une nouvelle forme de lien social, un soutien groupal, un lieu de réflexion commun, une approche de soi.

Ses sources d'origine sont d'ailleurs politiques. Dans les années 1970, alors que j'étudiais aux États-Unis, le mouvement *Self Help* proposait aux minorités noires ou féminines de se réunir hors du regard médical. Naissaient alors les « groupes de parole » qui permirent à beaucoup de s'entraider, de réfléchir ensemble et d'œuvrer à sa propre autonomie.

À l'origine du développement personnel américain, on trouve aussi des personnes qui ont elles-même expérimenté leur propre méthode, et qui en expliquent la teneur dans des livres à succès. L'exemple de Shakti Gawain, dans les années 1980, illustre bien mon propos. Son livre *Techniques de visualisation créatrice*, tiré à des millions d'exemplaires, alimente encore les séminaires d'auto-guérison.

Bien des psychothérapeutes (dont je suis) ont d'ailleurs commencé par le développement personnel, et sont passés par Big Sur et l'Esalen Institute. Dans ce lieu, où rien n'évoque l'environnement médical ou la maladie, on recherche le mieux-être. Le centre dédié au potentiel humain est situé en Californie dans un lieu de toute beauté, non loin des résidences d'écrivains tels qu'Henri Miller, qui venaient jouir de la paix, de la nature inviolée et d'un creuset de recherches créatives toutes axées sur la réalisation de soi, ce que l'on appela plus tard l' « Ego psychologie », ou « psychologie humaniste ».

L'école de Palo Alto est un autre lieu du même genre où praticiens, artistes, médecins et conférenciers se retrouvaient pour intégrer de nouvelles méthodes de communication, s'inspirant souvent des approches orientales telles que le yoga, les mantras, le zen, la respiration maîtrisée, le tai-chi, etc.

Bon nombre de psychothérapies dites « humanistes » sont dérivées des approches du développement personnel. Leur but est différent et leur ambition curative. Vous retrouverez leurs noms derrière des

© Groupe Eyrolles

114

méthodes comme « la pensée positive » (Émile Coué), « l'analyse transactionnelle » (Eric Berne, un psychologue qui voulait rendre la psychologie accessible au grand public), l'approche centrée sur la personne (Carl Roger est psychologue et préconise « l'écoute active », une écoute très voisine de l'écoute psychanalytique, qui donne toute sa place à la personne et non au problème).

Edmund Jacobson, inspiré par l'idée de relaxation progressive, invente l'électro-neuromyomètre, un instrument de *bio-feedback* qui permet de mesurer soi-même son état de relaxation.

Milton Erikson met au point une hypnose dans laquelle le praticien ne fait pas de suggestion, mais raconte des petits contes ou des histoires qui permettent à la personne de se projeter.

Le biochimiste Ida Rolf propose un massage profond et un alignement des parties du corps – le *rolfing* – qui est souvent intégré aux processus de développement personnel.

Carl Simonton est radiothérapeute et cancérologue. Il utilise un procédé aussi ancien que la nuit des temps, qui consiste à utiliser l'imaginaire à des fins d'auto guérison.

Abraham Maslow, fils d'immigrants juifs russes, enseigne la psychologie dans les années trente. Il est pour une psychologie « humaniste » selon laquelle un individu sera toujours insatisfait s'il ne réalise pas la totalité de son potentiel.

La question à se poser : suis-je bloqué(e) ou en mouvement ?

Certaines personnes vont bien, mais elles vont avoir envie d'améliorer certains aspects de leur personnalité ou de leurs performances : leur prise de parole en public ou leur intelligence relationnelle, par exemple. J'anime couramment ce genre de groupe en dedans et en dehors de ma pratique clinique en

© Groupe Eyrolles

psychanalyse. Cela relève du développement personnel et de la formation.

La psychanalyse considère ces approches d'un œil sceptique. Elle craint que les psychothérapies et le développement personnel ne soient des arguments qui conduisent le sujet à devenir encore plus dépendant des modes et des sollicitations extérieures. Ce n'est pas faux. Nous sommes tous en quête d'un gourou extérieur, alors que la solution est en nous-même.

Le développement personnel n'a pas le même but ni les mêmes objectifs que la psychothérapie. Encore moins que la psychanalyse. Les unes s'adressent aux gens en mouvement dans leur *devenir* et qui cherchent un *être mieux* ou un *être plus*. Les autres s'adressent à des personnes bloquées dans leur évolution personnelle et qui souhaitent naître à elles-mêmes.

Non pas que le développement personnel soit une sous-thérapie, simplement il n'a pas la même visée.

D'autres personnes n'osent pas aller acheter leur pain non accompagnées (phobie sociale), prennent du poids en se gavant de gâteaux secs (boulimie), ou se sentent durablement incapables de construire des liens heureux et durables avec une autre personne. Il s'agit ici d'une psychothérapie, en groupe ou individuelle. Elle peut être comportementale, analytique (prenant en compte l'inconscient) ou non. La personne est bloquée dans son devenir et immobilisée dans des comportements qui ne lui conviennent pas.

Enfin, il existe des personnes durablement angoissées et déprimées, qui vivent une souffrance terrible qui leur coupe toute possibilité de bonheur quand elle ne les empêche pas totalement de s'ouvrir au monde et d'aller vers autrui. Ces états suicidaires, dépressifs ou phobiques, requièrent l'intervention d'un psychiatre ou d'un psychanalyste au cours d'une psychothérapie ou d'une psychanalyse.

© Groupe Eyrolles

Rendez-vous avec vous-même

➤ *Quelles sont mes résistances ?*

Je fais une liste consciente et honnête de mes arguments
« contre », et je prends conscience de ce qui résiste en moi. Com-
plétez la liste suivante par vos propres idées. Par exemple : com-
mençons par les résistances les plus « gros-sières » :

- « Il n'y a rien que je ne sache de moi-même ! »
- « De toute façon, je n'ai aucun souvenir de mon enfance ! »
- « Je vais y arriver tout(e) seul(e) »
- « Mon père et ma mère sont irréprochables, et je n'ai rien à dire contre eux. Je les aime ! »
- « Je n'ai pas envie d'être dépendant(e) de vous ! »
- « J'ai eu une enfance malheureuse, c'est pour cela que je vais mal. Il n'y a rien à ajouter ! »
- « Je ne veux pas me transformer en quelqu'un d'autre ! »
- « C'est trop tard ! J'ai plus de 40 ans (50, 60, 70, etc.) ! »

....
....
....
....
....
....
....
....
....
....
....

© Groupe Eyrolles

➤ *Reprenez ici vos arguments « contre », et répondez-vous à vous-même, comme vous répondriez à votre meilleur ami.* Par exemple : « Je ne veux pas me transformer en quelqu'un d'autre. »

Réponse : « Il ne s'agit pas de se transformer en quelqu'un d'autre, mais, au contraire, de se rapprocher, de se " ressembler " de plus en plus. »

....

....

....

....

....

....

....

....

....

....

....

....

....

....

....

....

....

....

....

....

....

....

....

© Groupe Eyrolles

Chapitre 6

La psychanalyse

« Je suis un conquistador, un explorateur... »
S. Freud

> *« Tout serait évidemment plus simple*
> *si nous avions choisi de naître et*
> *d'exister ; à défaut, on doit donner un nom*
> *à son corps et un sens à sa vie. »*
> Claude ARNAUD, *Qui dit Je en nous ?*

Freud le conquistador et la psychanalyse

La vie est étrange ! Je me demande parfois quel destin malin m'a amenée à passer ma vie assise dans un fauteuil, à écouter sans dire un mot, alors qu'enfant je voulais être exploratrice et découvrir le monde ! Mais finalement, sommes-nous si loin de la vie audacieuse d'une Karen Blixen de l'inconscient ?

Je félicite souvent mes patients de leur audace. Il faut être, comme Freud, un peu *conquistador* pour réaliser tout seul que l'on est peut-être l'acteur inconscient de ses propres déboires, et que ce que l'on a fait, il est possible de le défaire. Il faut une bonne dose d'intelligence pour comprendre que parfois, on est *agi* par des

© Groupe Eyrolles

119

forces inconscientes, pour éprouver le désir d'y voir plus clair, et, comme le disait Claude, un patient, « reprendre la main sur sa vie ».

Ces prises de conscience aboutissent à des changements éblouissants. De véritables mutations. Elles interviennent parfois à partir d'un simple détail (les Américains disent *insight*) qui devient, tout à coup, chargé de sens.

Ainsi Gaëlle raconte : « Longtemps, je me suis demandée pourquoi une énorme colère montait tout à coup en moi, comme une lave, sans raisons apparentes. Un jour, je hurlais contre mon mari. J'avais raison, il avait fait quelque chose de très dangereux, mais là n'est pas le problème. J'ai alors entendu ma voix, comme si je me détachais de mon corps, et je me suis dit avec étonnement : "mais ça n'est pas moi ça, c'est elle !" Je hurlais comme ma mère et ma grand-mère avaient hurlé pendant mon enfance. Elles appelaient cela leurs « saintes colères ». J'étais comme possédée au point d'avoir exactement le même timbre de voix, les mêmes mots, la même intonation. Je me suis arrêtée net. Non, ça n'était pas moi, et depuis ce jour, ces colères spectaculaires m'ont quittée. »

La psychanalyse a ceci de novateur qu'à l'encontre de la philosophie et de la plupart des psychothérapies, elle n'a rien à voir avec la morale, ni avec les idées en cours ou à la mode. Non pas que la morale n'ait son utilité, mais la psychanalyse est différente. Elle est au plus près de l'humain en l'homme, à l'écoute des grandes forces universelles pulsionnelles qui organisent ou désorganisent l'inconscient. Et cette écoute est formidable : elle apaise, unifie, éclaircit la pensée, met en forme le désir, arrache à l'épouvantable solitude, fortifie la personne dans son être. Elle permet à chacun de retrouver, à travers son histoire, la trace oubliée de son désir, et de se construire une identité bien à soi en parlant à un autre. Un Moi organisé, une pensée libre et bien à soi, et à la clé,

© Groupe Eyrolles

120

quelque chose qui ressemble au bonheur. « Où était le Ça, le Moi doit advenir », dit Gaëlle.

Ne nous y trompons pas. Freud essaye de répondre à la question « Comment vivre ensemble sans s'entretuer et sans devenir des robots sans âme, dans une société qui impose des normes et des lois, face à l'inévitable pression du collectif ? » Il pose une hypothèse fondamentale : l'existence de l'inconscient psychique. C'est une partie inapparente de soi qui ne laisse entendre son contenu qu'à travers des symptômes douloureux ou absurdes (orages émotionnels, oublis, comportements compulsifs, sentiments d'échec, souffrances).

Il explore l'ensemble des lois qui régissent la psyché humaine sans pourtant la généraliser à tous, car l'art de l'interprétation (un art qui demeure un long apprentissage) vient personnaliser et rendre infiniment subtile cette approche individuelle.

Il ne faut pas avoir peur de son inconscient et y voir quelque chose de noir, d'inquiétant, de passif. L'inconscient (qui signifie littéralement en allemand « ce qui n'est pas connu ») freudien n'est pas « l'inconscient romantique de la création imaginant. Il n'est pas le lien des divinités de la nuit. »[1] Bien au contraire ! Le préfixe « in » nous met sur la voie et désigne bien un empêchement, un refus. L'inconscient freudien a sa logique parfois étrange, inaccessible directement. C'est pourtant tout autre chose que l'absence de conscience, car c'est un élément actif de notre vie intérieure, exerçant une force dynamique qui se manifeste dans notre vie, que nous soyons bien portants ou névrosés.

Le transfert, c'est-à-dire tout ce qui se passe entre le sujet et son psychanalyste, est le levier de la cure analytique. C'est bien d'amour dont il s'agit, mais il ne faut pas se laisser emprisonner. C'est par un retour sur ses symptômes (et donc par la répétition

---

1. Jacques Lacan, *Le Séminaire*, Livre XI, p. 26.

© Groupe Eyrolles

de l'amour inaugural pour les parents) que l'analyse du transfert permet de progresser.

En 1900, Freud écrit :

> *« Je ne suis ni un véritable homme de science, ni un expérimentateur, ni un penseur, je suis un conquistador, un explorateur (...) avec toute la curiosité, l'audace et la ténacité qui caractérisent ce genre d'hommes. »*

« Je ne comprends pas », s'écrie Laure après un an d'analyse. « Mes kystes ovariens ont complètement disparu ! C'est magique ! J'avais complètement oublié que j'étais venue pour ça ! » La psychanalyse n'est pourtant ni une magie ni une panacée. C'est une aventure qui engage deux personnes, vous et votre thérapeute, pour un parcours exigeant et passionnant, dont vous serez à la fois le chemin et l'arpenteur.

C'est souvent par le bouche à oreille que l'on trouve le bon praticien. Les associations[1] fournissent aussi des listes, il suffit de les leur demander. Je me souviens que toute jeunette et ralliant d'un pas ferme le boulevard Saint-Michel où demeurait mon analyste, je pensais joyeusement : « Je vais faire ma cure d'intelligence ! » Oui, la psychanalyse rend intelligent, au sens où il existe une intelligence de la vie, une manière de la prendre du bon côté, de son côté à soi. Il y a aussi dans cette profession des gens formidables, érudits, denses, libres, que l'on est heureux de côtoyer. Dans un siècle où tout va vite, ils passent leur vie à se remettre en question afin d'être de plus en plus aptes à écouter leurs patients.

---

1. À titre d'information, vous trouverez en fin de volume les coordonnées de quelques organismes où l'on vous donnera les contacts nécessaires et les adresses des psychanalystes de votre quartier. Certains proposent des analyses gratuites pour ceux que de trop faibles moyens empêchent d'accéder à la cure. Mais la liste (donc l'attente) est longue.

© Groupe Eyrolles

Prenez rendez-vous, et commencez à marcher sur le chemin : ressentez. On doit se sentir plus vivant en sortant d'une séance qu'en y arrivant. Un bon psychanalyste vous écoute sans prendre de notes et ne fait pas de promesses. Il répond clairement à vos questions, sans oublier le prix et la fréquence des séances.

On n'oubliera pas l'accès royal que procure la lecture d'un livre dont on a aimé la pensée. Les revues de psychanalyse permettent aussi de faire connaissance avec un praticien et sa pensée.

Différents regards sur l'humaine nature

La grande différence réside dans le regard posé sur la souffrance psychique. Il existe des approches « organicistes » qui vont considérer la dépression comme une « maladie » dont on recherchera les causes médicales par rapport à une « normalité ». Pour eux, nous *sommes un corps*, et donc déterminés par lui, par ses lois. Les approches psychanalytiques proposent non pas de guérir en éliminant le symptôme, mais de viser la récupération des facultés d'agir et de jouir de l'existence, la guérison venant de surcroît.

Avec le danger dans certaines approches organicistes que, si l'on considère l'histoire des cultures, la *norme* varie et change au gré du temps, pour le meilleur mais aussi pour le pire. Les États sont parfois féroces pour préserver leurs intérêts et leur pouvoir. On n'a pas hésité à enfermer au goulag des personnalités exceptionnelles, à faire un autodafé de la pensée et des livres pendant le Reich. On n'a pas hésité à brûler des femmes pour sorcellerie et à enfermer les homosexuels pour déviance ; la liste est longue.

Le regard posé sur la souffrance peut être formidablement exempt d'empathie. Par intérêt, par égoïsme et par ignorance. On soignera la personne avec des médicaments pour apaiser ses souffrances, mais aussi parfois pour la ramener dans la norme. Dans le meilleur des cas, par un accompagnement et une écoute.

© Groupe Eyrolles

Pour d'autres, dont je suis, l'être humain est un sujet désirant, évoluant au sein d'une histoire personnelle. Cela change complètement la manière dont on va considérer cette souffrance, cette dépression et ses causes, et, corrélativement, la façon dont on va intervenir.

Histoire de Chloé et des pigeons : un symptôme peut en cacher un autre !

Chloé, la quarantaine, arrive pour son premier rendez-vous à mon cabinet très effrayée et en retard : « Je suis en retard, j'ai dû changer plusieurs fois de trottoir, car il y avait plein de pigeons devant chez vous. J'ai attendu qu'ils s'envolent. Je les déteste, ils me font peur. »

Elle s'assied face à moi, les yeux emplis de larmes et les mains tremblantes, et me demande un verre d'eau fraîche.

Ce qui me frappe d'emblée c'est sa voix ensommeillée. Chloé semble évoluer dans une sorte de stupeur, ses grands yeux ronds étonnés vous dévisagent ou furètent alentour, regardant le décor de ma pièce de travail.

Puis elle sort un mouchoir et se mouche en disant : « Vous voyez, ils me donnent même une allergie. Non, vraiment, je ne peux pas supporter ces sales bêtes. Et il y en a partout, partout, c'est affreux ! À tel point que je fais mes trajets dans Paris en fonction de leur présence. Cela n'est plus possible. Que pouvez-vous faire pour moi ? J'ai lu qu'on pouvait désensibiliser les gens ? »

Je demande à Chloé de me parler d'elle, de sa famille, de son histoire. Elle est native d'une petite ville de Vendée. Son père est un notable, il est notaire. La maman ne travaille pas et n'est pas non plus très maternelle, semble-t-il. Chloé me décrit longuement ses vêtements et ses éternels tailleurs bourgeois. « Elle s'occupe beaucoup de ses vêtements et de son apparence, elle est toujours impec-

© Groupe Eyrolles

cable d'ailleurs. » *Chloé a un frère et une sœur mariée : « Mon frère a tout raté, mon père ne lui laisse rien passer. Ma sœur, elle, a deux enfants et n'a aucun problème. Sauf avec son fils aîné qui ressemble à mon frère : il rate tout ! » Elle s'indigne : « Alors que ma mère ne fait rien, qu'elle ne travaille pas, ils nous avaient tous mis en pension à trente kilomètres de là. Tous les enfants, vous comprenez ? C'est comme si on les gênait, elle et mon père. »*

Son discours est assez sec, lointain. Il est banal, peu imagé, finalement assez déshumanisé, et j'ai du mal à « sentir » son entourage familial, sinon que c'est une famille où l'on ne se parle pas, et où Chloé est moquée par sa mère dès qu'elle tente de donner une opinion personnelle.

Au deuxième entretien, Chloé avoue : « Parler me fait du bien, mais je m'impatiente du manque de résultats (sic). *Est-ce que je ne pourrais pas faire quelque chose pour que ça aille plus vite ? Chez moi, à la maison, ça ne traînait pas ! On nous envoyait à l'école à pied et sans petit déjeuner, et parfois même, comme elle oubliait l'argent de la cantine, on revenait le soir sans rien dans le ventre. »*

Mais elle a encore plus peur des pigeons que la dernière fois et elle a manqué de s'évanouir. « Cette thérapie ne va pas marcher », dit-elle.

Aller au fond des choses, cesser de les survoler en surface, prendre le temps d'écouter en soi ce qu'elles produisent, en fait, être relié à soi-même, semble être tout à fait étranger à Chloé. Il lui est difficile de dire ce qu'elle sent, de penser ses pensées et même de les représenter. D'ailleurs, elle n'en prend pas le temps et semble manquer d'images ou de mots disponibles ; elle n'en voit pas l'utilité et parle d'elle-même comme d'une machine qui ne fonctionne pas : « Tout ça ne sert à rien ! Cela m'énerve ! Je ne vois pas l'intérêt ! »

© Groupe Eyrolles

Ignorant ses interruptions défaitistes, je lui demande de me décrire ce qui lui fait peur dans les pigeons : « Oh, tout me fait peur ! Leurs plumes ébouriffées qui font sale, leur dandinement... ça me fait penser à... vous allez rire ! Des femmes ridicules. Et puis, il y a leur regard ! » Chloé s'arrêterait bien là mais je la pousse plus loin.

« Qu'est-ce qu'il a leur regard ? », demandai-je. « Il est rond, il est stupide ! Qu'est-ce que vous voulez que je vous dise d'autre ? » Et elle ajoute, très en colère : « Il est com-plè-te-ment stupide ! »

Chloé est toute rouge, maintenant, elle crie encore « stupide », et je lui demande : « Mais l'avez-vous vu quelque part, ce regard ? Est-ce que quelqu'un que vous connaissez a ce regard ? » Elle me regarde comme si j'avais dit quelque chose de comique. « Quelqu'un ? Maintenant que vous me le dites, vous m'y faites penser. Oh, je n'ose pas vous le dire ! C'est très méchant ! (elle éclate de rire), il me fait penser à ma mère ! »

J'écoute le rire de Chloé qui se mue en fou rire. « En fait, dis-je, vous ne voulez pas être le "pigeon" de votre mère ? » Le rire de Chloé s'éteint tandis qu'elle me parle de sa mère, une personne froide « sans cervelle », qui n'a jamais eu la moindre tendresse envers elle.

Ce deuxième entretien se poursuivit tout naturellement par la mise en place d'une psychothérapie analytique au cours de laquelle Chloé exprima enfin la vraie raison de son anxiété. Elle avait perdu son fiancé dans un accident de montagne à vingt-cinq ans, et, depuis, à part quelques liaisons passagères sans importance, plus rien. « Je n'ai pas vu passer le temps. » Et puis, elle a rencontré Tadéus l'an dernier, mais son caractère est difficile et ils se heurtent souvent, car il a la cinquantaine et a pris ses habitudes. Il vit dans un appartement qui appartient à sa mère, et ils n'ont jamais vécu ensemble ; il lui fait des remarques ironiques quand elle apporte des

© Groupe Eyrolles

*affaires personnelles, et elle craint qu'il ne supporte pas une impli-
cation plus grande. Mais aujourd'hui, alors qu'elle n'y a jamais
pensé auparavant, elle est obsédée par l'idée d'avoir un enfant.*

*Au cours d'une analyse, elle comprit qu'elle ne pouvait être
« mère » tant qu'elle resterait « fille ». « Il me faut en sortir », dit-
elle. Elle régla douloureusement ses comptes avec sa mère et revint
longuement sur son histoire personnelle. Puis, il lui fallut construire
ce que j'ai appelé « le nid », c'est-à-dire une relation d'amour avec
ce compagnon au caractère difficile. Je vis leur couple se construire
à travers les épreuves, car ils durent avoir recours à l'insémination
artificielle puis à des FIV (fécondation in vitro), ce qu'ils ne suppor-
taient ni l'un ni l'autre. Mais après un très beau rêve, et tout naturellement, elle m'annonça un jour, rayonnante, qu'elle attendait un
enfant.*

Que se serait-il passé si Chloé s'était contentée de travailler sur sa
phobie des pigeons ? Elle aurait certes été « désensibilisée » de sa
peur des pigeons, mais serait passée à côté de son désir profond,
avoir un enfant et devenir une femme, car celui-ci était barré par
la problématique conflictuelle de sa relation à sa mère.

Un symptôme peut être parfois l'arbre qui cache la forêt. Car le
symptôme est la représentation symbolique d'une souffrance dans
l'*Ailleurs*.

Ainsi, si la peur de Chloé avait été entendue comme un comportement à modifier et à « guérir », cela l'aurait écartée de son désir
profond mais inconnu d'elle-même, avoir un enfant.

Histoire de Laurent

*Ainsi en fut-il de Laurent qui vint à quarante-cinq ans consulter
pour arrêter de fumer. « Jour pour jour, la date anniversaire de la
mort de mon père », annonce-t-il d'entrée de jeu. Il fume trois
paquets par jour et sa femme a menacé de divorcer s'il n'arrêtait*

© Groupe Eyrolles

127

pas. *Tous ses essais ont jusqu'alors échoué. Je m'apprête à l'envoyer chez un confrère comportementaliste, mais la petite phrase de Laurent me retient, et je lui propose de prendre quelques* entretiens préliminaires *avant que nous décidions ensemble du processus thérapeutique le mieux adapté à sa situation.*

Dès le troisième entretien, nous nous rendons compte, Laurent et moi, que le problème n'est pas celui que l'on croit. Laurent se déprime (enfin !) et pleure. « Je ne sais pas ce qui m'arrive, pardonnez-moi, je suis quelqu'un de gai d'habitude. » Encouragé à laisser faire ses émotions, il accepte d'accueillir sa part dépressive. Le tabagisme de Laurent est lui-même une conséquence (et non une cause) d'une dépression qu'il se cache à lui-même depuis la mort de son père. Celui-ci est décédé de manière tout à fait inattendue – « Il était une force de la nature ! » – d'une crise cardiaque, et Laurent, qui n'avait que seize ans à l'époque, l'a découvert allongé sur le sol et a tenté de le réanimer en lui faisant du bouche à bouche. « L'impression était affreuse, j'étais là en l'embrassant comme un amant, à lui donner mon souffle comme il m'avait donné le mien. Il y avait dans ce geste de quoi devenir fou ! D'autant qu'une part de moi voulait le réanimer, mais, disons-le franchement, une autre part voulait sa disparition. Je n'avais rien réglé de mes comptes avec lui. Je l'adorais mais le silence entre nous avait tout gâché ! Il y avait tant de choses que j'aurais voulu lui dire avant qu'il ne meure ! »

Son père est mort dans ses bras, et il en a conçu un désespoir terrible, alimenté par un sentiment d'impuissance et d'abandon qu'il a dû se dissimuler, se donnant pour tâche de soutenir toute sa famille et de travailler très vite pour faire vivre son frère (dont il a payé les études de médecine) et sa maman.

Laurent a donc, pour son plus grand bienfait, entamé une psychothérapie analytique, et, au fur et à mesure qu'il réglait ses comptes

© Groupe Eyrolles

128

avec son père, il cessa son comportement d'autodestruction à travers la cigarette.

Ce choix, *votre* choix, est ici essentiel, mais il n'est pas facile. Certains diront, comme Gaëlle : « Je suis vraiment en colère ! Je ne vois pas pourquoi je devrais payer plus et plus longtemps pour en finir avec ma souffrance et ces symptômes qui me gênent alors que la source du mal ne vient pas de moi », et parfois ils se dirigeront vers des thérapies comportementales, espérant en finir définitivement avec le mal-être. C'est quelquefois vrai, mais souvent illusoire, car il se trouve que l'arbre cache parfois la forêt, et qu'en croyant faire plus vite et mieux, on repousse à plus loin ou jamais la solution définitive du problème.

Souvent, la situation est plus difficile à décrypter, et je me dis en entendant ces patients que c'est bien *l'écoute flottante* préconisée par Freud qui permet de saisir, dans le véritable « bain de représentations » dans lequel nous vivons tous, laquelle va permettre au sujet de retrouver son véritable désir. Et au travers desquelles la personne cherche à trouver le chemin de son désir et du sens.

Analytique ou non analytique ?

Alors, me direz-vous, que choisir, vers qui se tourner ? Imaginez un ordinateur que vous devez acheter. Le vendeur vous en propose plusieurs modèles avec des *mémoires* et des disques durs de puissance et de contenance différentes. Vous vous posez la question du travail que vous avez à faire, de vos moyens, et vous choisissez un modèle précis. La mémoire est une véritable puissance, et moins nous sommes névrosés, plus elle revient. C'est d'ailleurs la première chose que l'on remarque en analyse.

Analytique ou pas, vous devrez répondre à cette question : quelle mémoire ? Et pour ma part, je vous conseille l'ordinateur avec la

© Groupe Eyrolles

mémoire la plus puissante. Celle qui ira, au fond du fond, chercher la source de vos problèmes d'aujourd'hui. Ne soyez pas effrayé(e). Il suffit parfois d'un seul *clic* pour faire resurgir ce qui fait problème.

Mais permettez-moi ici de dire un mot de mon voyage personnel. « Usagère » (que l'on me pardonne le terme) de différentes psychothérapies pendant plus de vingt-cinq ans, j'ai longuement voyagé et habité aux États-Unis où se développaient les psychothérapies humanistes. J'ai eu à cœur de rencontrer (ma pratique de la langue anglaise l'a facilité) ceux qui ont été à la source de méthodes largement pratiquées aujourd'hui : Perls, Janov, Bindrim, quelle aventure !

Wilhelm Reich, ancien dauphin de Freud, avait émigré aux États-Unis pour fuir le nazisme. Il fut mal compris, car prônant la source sexuelle de la névrose, on interpréta sa pensée comme une invitation à une « sexualité génitale », alors que Freud, lorsqu'il parlait du « tout sexuel », évoquait bien entendu la pulsion de vie. La sexualité n'est pas *que* génitale. Elle s'exprime aussi à travers notre rapport au monde, à la beauté, à l'art, à tout ce qui renforce le vivant en nous.

Bien des thérapeutes américains emboîtèrent le pas à Wilhelm Reich ; reichiens et freudiens furent pendant un temps frères ennemis. « Trop de blabla et pas assez de corps ! », disaient les reichiens à propos de la psychanalyse, tandis que les psychanalystes répondaient « Trop de corps et pas assez de pensée structurée ! »

Avouons-le, il y avait derrière tout cela un petit goût de conflit des générations. Mais surtout le désir de sortir des univers étroits de la normalité médicale. Soit ! Dorénavant, le concept même de maladie mentale serait revisité. Et l'on irait « se faire soigner » dans des lieux magnifiques, parfois en groupes et de manière informelle.

© Groupe Eyrolles

Ma rencontre avec le psychiatre Jacob Levy Moreno et le psycho-drame, puis avec l'univers passionnant d'Esalen sur la côte Est des États-Unis où pratiquaient les créateurs de méthodes thérapeuti-ques qui feraient frémir bon nombre d'analystes, fut un moment déterminant d'effervescence intellectuelle et psychique. Et j'ai longtemps cru que les catharsis émotionnelles procurées par ce travail intérieur allaient avoir un effet durable sur ma vie. Force est de constater qu'il n'en fut rien.

Après un bien-être qui dura une petite semaine, la mise en place des grandes orientations qui auraient provoqué un changement durable dans ma vie, et qui surtout m'auraient permis de ne pas rater les grandes échéances de la mise en place de la sexualité adulte, ne se faisait pas. Il me manquait une approche de l'incons-cient, du *désir* et du *sens*, approches que me fournit la psychana-lyse, beaucoup plus tard.

Esalen, en Californie, était d'abord un lieu de nature exubérant d'une grande beauté. C'était une sorte d'ashram non religieux où l'on venait – selon l'expression en cours – « faire un travail sur soi ». Ce lieu innovant avait manifestement le projet de réconcilier l'âme et le corps. Cette recherche était, il faut bien le dire, au cœur des préoccupations de chacun, et elle ne fut pas exempte de phénomènes de mode. Les neurosciences n'avaient pas encore fait le bond en avant qu'elles firent un peu plus tard et qui devait donner des éléments qui allaient cesser d'opposer les tenants du corps à ceux de l'esprit.

La guerre du Vietnam avait traumatisé toute une jeunesse créative. Les vétérans, durablement traumatisés, cherchaient la paix de l'âme dans la solitude de la nature après avoir constaté que la science médicale ne pouvait rien à leur désespoir. Beaucoup ne croyaient plus dans un système politique qui les avait trahi. Les films retraçaient leur souffrance. C'était l'époque du *New Age* où chacun cherchait, dans les cultures orientales, des solutions éven-

© Groupe Eyrolles

tuelles à une souffrance tant politique et sociale que psychique. Aussi pouvait-on pratiquer à Esalen aussi bien des thérapies issues de cultures alternatives – le *sweat lodge*, tente de sudation utilisée par les Indiens, par exemple –, que des méthodes plus structurées comme la bioénergie ou l'analyse transactionnelle.

Force m'est de constater que c'est dans l'économie de la cure psychanalytique la plus classique que j'ai rencontré, plus tard, mon bonheur, et le sentiment d'avoir trouvé ce que je cherchais. Une efficacité, une élégance, un respect. Mais surtout une mise en sens.

Mais il est vrai que je redoute toujours le jargon savant et une certaine sévérité que, sous couvert de neutralité, j'ai parfois rencontrée chez les analystes. Tout cela fait un style personnel, et je suis une praticienne dynamique et intervenante qui ne laisse pas son patient solitaire face à ses difficultés. C'est ainsi que j'ai trouvé mon espace personnel.

La psychanalyse a été pour moi un éblouissement. J'ai aimé l'accueil calme et écoutant des psychanalystes, l'élégance discrète du dispositif, sa culture vaste sans cesse renouvelée, son rythme, son cadre. Même si, bien souvent, je l'assouplis pour permettre à certaines personnes d'y pénétrer à leur rythme et avec les moyens qui sont les leurs.

Je pense que, comme il y a des sages orientaux, Freud est un grand sage occidental. Il semble qu'à terme, toute démarche se termine par une analyse et une plongée dans l'inconscient, pour le plus grand bien de la personne.

Les aléas de la vie parfois nous malmènent. D'autres fois, une sorte de malaise diffus, d'insatisfaction durable nous envahit. Ceci est pourtant à différencier de la dépression et concerne plus le développement personnel et la réalisation de soi, que la psychothérapie (ou la psychanalyse) et la maladie.

© Groupe Eyrolles

Un visionnaire, A. Maslow, a bien résumé les sources possibles de ce malaise dans une « pyramide des besoins humains » qui, selon lui, sont motivés par un besoin constant de croissance personnelle. Une fois les besoins de base satisfaits (manger, se reposer, être en sécurité…), d'autres besoins secondaires se font entendre. Ils concernent la sphère psychique et sociale. Au sommet de cette pyramide figurent nos besoins de créativité et de réalisation personnelle qui viennent combler la sphère narcissique. Ce sont eux qui nous amènent à se poser la question « à quoi bon » lorsque tout va bien, mais que nous nous sentons inutiles. Ils concernent le *sens* que nous donnons à notre vie.

Il est parfois difficile de discerner si un mal-être durable concerne le développement personnel ou la psychanalyse. Le développement personnel et les psychothérapies sont largement médiatisés depuis quelques années. On voit souvent des *coachs* et même des *coachs de vie* donner leur avis sur des sujets qui nous touchent tous. L'envahissement de la télévision et, dans les médias, d'émissions un peu exhibitionnistes de type « psy show », à données psychologiques axées sur le spectacle plus que sur la déontologie, rend difficile le discernement de ce qui sera bon pour accompagner une dépression.

Tout dans ces émissions est mis au même niveau, et sous prétexte d'informer, on exhibe des événements qui provoquent chez le spectateur des émotions auxquelles il ne peut donner sens.

Il est important ici de bien discerner le développement personnel de la psychothérapie. Et de différencier la psychanalyse et la psychothérapie analytique des autres psychothérapies. En effet, je peux être triste après un *accident de la vie* sans qu'il s'agisse d'une dépression. J'ai alors le droit de chercher un guide qui m'aidera à retrouver ma joie de vivre. J'ai aussi le droit d'être insatisfait(e) de mon existence, désireux(se) de changements professionnels ou personnels, j'ai aussi le droit d'améliorer mon intelligence

© Groupe Eyrolles

133

relationnelle sans que l'on parle de problèmes psychiques. Changer de point de vue sur soi, son évolution, ses potentiels, entraîne des remaniements profonds qui vont influencer l'équilibre personnel. Différents « points de vue » sont alors mis à contribution. Ils peuvent être politiques, spirituels, sociaux, créatifs.

Laissons donc chacun responsable de ses choix et souhaitons qu'ils soient éclairés.

Rencontrer ses peurs : parce que je le vaux bien !

« Ce n'est pas que j'aie vraiment peur de mourir, mais je préfère ne pas être là quand ça arrivera. » Woody Allen résume dans cette simple boutade notre peur du néant, à l'image du personnage de son film *Harry dans tous ses états*, également réalisateur, qui parfois devient flou, perd ses contours en une métaphore de la disparition, de la perte d'identité.

Osons parler de la peur. De *mes* peurs et de *vos* peurs. Nos vies sont pénétrées de peurs. Mais leur statut, leur influence n'est pas de même importance selon la place que nous leur donnons et ce que nous en faisons.

Je ne connais pas d'autres moyens de s'affranchir de la peur que d'y pénétrer, de l'explorer et de repérer les blessures émotionnelles qui resurgissent du passé et de l'*Ailleurs* pour nous empoisonner la vie, et parfois provoquer la dépression.

Trac, angoisse, anxiété, stress, sous des noms différents, c'est toujours de la peur qu'il s'agit. De celle qui paralyse et empêche de prendre la parole en public à celle qui empêche parfois de dire un simple « non », en passant par la peur de la mort, celle de l'abandon, d'une vie ratée. La peur est comme un accès de fièvre qui lance un signal de détresse afin que l'on s'occupe, dans l'*Ailleurs*, de ce qui cause cette peur incontrôlable.

© Groupe Eyrolles

Toutes les peurs ne sont pas égales, et nous ne sommes pas égaux devant nos peurs. Certaines peurs sont même utiles et stimulantes. « Tout ce que j'ai fait d'extraordinaire dans ma vie a été dicté par la peur », dit Christèle, sportive de haut niveau et... universitaire renommée. « Je m'en suis aperçue sur le tard, quand la majorité de mes exploits avait été accomplie. Je ne supporte pas la défaite qui me fait douter de moi de manière insupportable. Alors, j'ai dû assurer ! » Peur de l'abandon, peur de déplaire font face à d'autres grandes peurs que nous partageons tous : peur de la mort, peur de la médiocrité, peur d'une vie banale... La peur, à un moment ou un autre, nous ramène au désir. Quoi de mieux, en somme, pour affronter la peur de la mort que de parier sur l'éternité... en laissant une œuvre artistique ou politique, par exemple ?

La peur est inévitable dans nos vies, mais ce n'est pas une raison pour capituler et la laisser nous paralyser. Certaines peurs sont « bonnes », car elles nous poussent à nous dépasser et à oser. Elles ne nous écrasent pas mais au contraire développent notre créativité et notre intuition. Question, ici encore, d'estime de soi et de narcissisme. Un narcissisme solide donne une extraordinaire confiance en soi et une grande tranquillité pour affronter les épreuves ou les enjeux importants.

À chaque âge ses peurs, et de leur franchissement harmonieux dépendent nos peurs d'adultes. Parfois, tout va bien, nul grain de sable ne vient gripper l'inconscient. Parfois cependant, il faut le constater, la peur est « mauvaise ». Elle nous inhibe, nous contraint à des évitements qui vont, non pas nous booster vers les sommets, mais nous empêcher d'agir. On ne tente plus de faire ce qui terrifie, et, peu à peu, la sphère sociale se rétrécit et l'estime de soi suit le mouvement. Certaines peurs (peur de la sexualité, par exemple) peuvent amener à l'isolement névrotique et à la dépression. La réussite elle-même peut faire peur, et certains la redoutent, car elle les obligerait à affronter les dangers de la vie, et surtout à

© Groupe Eyrolles

135

sortir d'un manque d'amour de soi, transmis par l'entourage. Je réussis parce que je le vaux bien ! Et, là encore, il convient de chercher, dans l'histoire de chacun, dans l'*Ailleurs*, la raison de la peur. Se prendre en main pour retrouver l'enfant intérieur et les traumatismes, voire l'incident parfois banal qui a engendré une humiliation et un défaut d'estime de soi.

« La peur est une maladie d'amour », écrit le psychanalyste Alain Braconnier. Elle est l'indice d'un regret, celui de n'avoir pas été aimé comme il aurait fallu.

© Groupe Eyrolles

Rendez-vous avec vous-même

> *Quelle psychothérapie pour vous aujourd'hui ?*

Asseyez-vous calmement. Mieux, allongez-vous dans une pièce calme. Fermez les yeux. Retrouvez le lien avec votre vie intérieure et interrogez-vous. Quelles sont les émotions présentes ? Ne discriminez pas, ne jugez pas ! Toutes les émotions sont bonnes à connaître.

Rassemblez-autour d'UNE seule émotion. Quelle est-elle ?

Revenez ensuite à vos peurs. Quelles sont-elles ?

Faites-en la liste ci-dessous :

J'ai peur de la mort

J'ai peur de ne pas être aimé(e)

J'ai peur de l'échec

J'ai peur d'une vie médiocre

J'ai peur d'être jugé(e)

J'ai peur de la solitude

J'ai peur de vieillir

J'ai peur des microbes

J'ai peur de la malchance

J'ai peur d'être abandonné(e)

J'ai peur de l'inconnu

J'ai peur de ne pas savoir

J'ai peur de ne pas être à la hauteur

J'ai peur des conflits

J'ai peur de la trahison

J'ai peur des autres

J'ai peur de l'imprévu

© Groupe Eyrolles

137

Continuez la liste

....

....

....

....

....

....

....

....

....

....

....

....

....

....

....

....

....

....

....

....

....

....

....

....

....

....

....

....

© Groupe Eyrolles

Chapitre 7

Mythe d'harmonie et fidélités cachées

« Le Faux Soi : Catherine et la perfection »

> « Nul n'est malheureux
> seulement à cause du présent. »
> SÉNÈQUE, Lettre à Lucilius.

Une organisation porteuse de sens

La rédaction d'un livre est, à bien des égards, une sorte de psychanalyse. Comme en analyse, les mots font remonter des émotions enfouies, des images et des souvenirs. Il faut alors faire des choix bien à soi et retourner dans sa mémoire personnelle. Faire des *liens* entre le passé et le présent, *associer* des éléments, définir un ordre, des préférences, une hiérarchie, afin de les organiser.

C'est cette organisation qui est porteuse de sens et qui aide à construire le présent avec l'aide du passé et de la mémoire des expériences vécues. À se faire une opinion nouvelle, à prendre du recul, à varier les perspectives.

© Groupe Eyrolles

139

Est-ce pour cette raison que m'est venu ce matin, en inscrivant mon nom sur la page de couverture, le souvenir du surnom que l'on me donnait – devrais-je dire : dont on m'affublait – enfant, lorsque je pleurais ? On m'appelait « Bouche carrée », ce qui n'est pas bien grave, me direz-vous. Ce qui a pourtant laissé une trace indélébile dans mes comportements (le manque d'estime de soi, par exemple). Le chagrin me faisait sangloter et au lieu de me consoler ou de me demander la raison de mes pleurs, mon entourage s'esclaffait et criait au ridicule de ma petite « Bouche carrée », au point que la moindre de mes larmes déclenchait systématiquement l'hilarité générale.

Notre culture familiale, notre communication tout entière était, sous prétexte d'humour léger et créatif – il y avait beaucoup d'artistes chez nous –, une culture de la moquerie. Si l'on y regarde de plus près, et il m'a fallu deux analyses pour bien l'identifier, cette moquerie s'adressait exclusivement aux éléments féminins. Aux femmes en général, et à moi en particulier. Mon frère en était exempt et partageait avec notre mère une connivence profonde sur ce point : il fallait se moquer de la féminité. Et j'étais ridicule, que je pleure ou non ; et quoi que je fasse, ça n'allait pas.

Je me souviens des longues soirées d'hiver où, penchés sur un magazine, ma mère et mon frère, dans une intense complicité, détaillaient (j'allais dire « dépeçaient ») les photographies des jolies stars ou des mannequins. Les rires fusaient en stigmatisant et ridiculisant les particularités physiques de ces jeunes femmes souvent très belles. Aucune ne trouvait grâce à leurs yeux. Être belle, être femme, avoir du succès devint, dans ma pensée, formellement interdit, sans que jamais une parole ne fut prononcée ouvertement.

Ma mère et mon frère faisaient couple, et moi je regardais, à l'écart. Regard valorisant sur le mâle de la famille ? Classique, me direz-vous ! Bien sûr, et cela suffirait à affaiblir une estime de soi vacillante du côté des filles. C'est très fréquent, je le constate

© Groupe Eyrolles

140

chaque jour. Mais là, il s'agissait plutôt de règlements de compte *intergénérationnels* d'une femme (ma mère) envers sa propre mère (ma grand-mère).

Ma grand-mère était d'une grande beauté, paraît-il, et je portais son prénom. « Tu es son portrait tout craché », disait-on de moi, enfant. Voilà comment j'appris à me haïr, à me moquer de moi-même, à me construire en réaction haineuse, à afficher comme une *fidélité cachée* la haine de soi et de la beauté.

Il y avait eu entre elles un lourd secret qui ne céda qu'à la troisième analyse. Voilà comment, à travers les générations, se transmettent la haine et la destruction sur une personne qui ne connaît en rien son origine et qui fera tout, *en coupable innocent*, pour prouver cette innocence.

Ne parlons pas ici de maltraitance* affichée, de destin tragique comme il en existe. Non, rien de très grave en apparence, tout pour être heureuse, et pourtant ! Pourtant, c'est sérieux quand un enfant pleure. Déjà, il y avait là quelque chose en souffrance qui n'était pas écouté. Même quand tout semble aller bien et que le *roman familial* se déroule au mieux, les choses sont différentes lorsqu'on approfondit un peu le vécu de chacun. Étudions l'impact, dans une famille si « normale », du regard posé sur nous. Comme peut être cruel le regard posé sur les petits enfants, si désireux d'être aimés et de bien faire ! Si désireux que chacun soit heureux et de faire plaisir. Est-ce pour cette raison que je regarde souvent dans la rue leur comportement ?

Leur violent désespoir, parfois, me touche. Pourquoi, si petit, un enfant pleure-t-il avec ces gros sanglots ? Pourquoi, bébé, refuse-t-il de manger ? Quelle insatisfaction, quelle frustration vitale cherche-t-il déjà à exprimer, lui qui n'a pas encore les mots ? Lui que l'on n'écoute pas. De quelles carences de son environnement, qui parfois en toute bonne foi cherche à « l'aimer » le mieux possible, cherche-t-il déjà à parler, à se guérir ?

© Groupe Eyrolles

141

Regardez tel autre qu'un adulte inconscient ou distrait tient par la main en marchant trop vite : l'enfant peut à peine suivre avec ses petites jambes, et bientôt il pleure et l'adulte se fâche et le gronde : « Pourquoi fais-tu un caprice ? » Il ne fait pas de caprice… simplement il n'a pas les mots pour dire « non ». Il est dans un rapport de force où un adulte a tout pouvoir sur lui.

Et celui-là, que l'on a littéralement affublé d'un vêtement ridicule, ou cet autre qu'une différence physique, ethnique, culturelle ou religieuse vient marquer comme un signe… souffriront-ils devant les moqueries de leurs camarades ? Deviendront-ils boulimiques pour exprimer leur ennui, leur désespoir devant l'incompréhension de leurs besoins ? Quelle image intérieure se feront-ils d'eux-mêmes, de leur valeur ? Quelle estime, quelle haine de soi en découlera ?

Et celui-là qui a l'air d'un premier de la classe qui a « tout bon » et qui marche tout raide, en tenant la main de sa mère ? Sortira-t-il un jour, et de quelle manière, de cette dépendance au regard posé sur lui ? De cette envie de faire toujours plaisir et qui l'amènera à se conformer ? Trouvera-t-il la voie plus créative de réaliser son désir ? Et le mythe d'harmonie qui pousse les humains à fantasmer un monde où l'on est tous pareils, où *exister* tel qu'en soi-même est une incivilité, le dénoncera-t-il un jour, et de quelle manière ?

Je repense aux enfants intérieurs que mes patients sont venus retrouver sur le divan pour les écouter et les soigner, les aider à atteindre l'âge adulte. Que d'humiliations, que de souffrances dans des « familles très bien » qui n'avaient, semble-t-il, comme projet que d'aimer et de chérir leurs enfants ! Que de maladresses au nom de l'amour !

« *Je* existe puisqu'il s'avère tout aussi difficile de le saisir que de s'en passer. »[1] Mais quelle pression sur nous tous ! C'est un peu

---

1. Eléni Varikas, *Penser le sexe et le genre*, PUF, 2006.

© Groupe Eyrolles

comme si l'on voulait nous convaincre que la réalité, parfois bien folle, était la norme et qu'il fallait à tout prix nous y conformer.

Histoire de Michel, la poire pourrie

Michel, dont le père, un austère militaire, n'avait conçu ses enfants que pour garder sa jolie femme près de lui, raconte : « J'ai mis du temps à comprendre la place qu'ils me donnaient. Mais un jour, ça a été clair : je m'étais assis entre mes parents, dans le jardin, à côté de notre chien. Celui-ci m'a mordu très fortement au bras et mes parents ont ri. Ils ont caressé le chien et tellement ri qu'ils en ont oublié de me donner les premiers soins. J'ai alors pensé qu'ils préféraient le chien. »

Michel, soixante ans, est fils d'amiral. Sérieux, appliqué dans l'accumulation des performances culturelles, musicales, professionnelles, universitaires, Michel, qui réussit tout ce qu'il entreprend, cherche à anesthésier une souffrance (qu'il se cache à lui-même) dans l'alcool. Il est un boute-en-train, rit tout le temps et déploie une énergie considérable à se démontrer qu'il va bien. Mais il ne résiste pas à une, deux, trois coupes de champagne et s'esclaffe : « Vous vous rendez compte, lorsqu'il en reste dans la bouteille, je me dis : "tu dois la finir !" Comme si c'était mal de laisser quelque chose dans son assiette ! »

Que cherche-t-il dans l'alcool, outre la joie et le jeu qu'il n'a jamais connu enfant, avec ses parents ?

« Nous ne manquions de rien de matériel, mais l'essentiel manquait. C'était bien plus subtil. C'est vrai, on recyclait les vieux vêtements et je portais ceux de mon père. J'ai notamment le souvenir d'un uniforme de foot que ma mère avait teint d'une innommable couleur orange, pour être comme les autres. La honte ! Je n'étais jamais comme les autres. J'avais le strict minimum. Un peu moins, peut-être. Et je me souviens de culottes courtes que j'ai dû porter longtemps après l'âge d'homme. »

© Groupe Eyrolles

143

« À table, ma mère nous mettait sans cesse en compétition, mes sœurs et moi. C'était à qui résoudrait le mieux les problèmes mathématiques ou culturels, qui étaient les seuls sujets dont nous parlions. Pour être aimés, il fallait gagner, et donc être le rival d'une frangine.

On ne rigolait pas chez nous. De plus, ma mère avait tissé une lourde dissension entre nous, à laquelle mon analyse vient seulement de mettre fin. J'ai été surpris de comprendre que, seul garçon, j'avais encore eu (moi qui me sentais si méprisé) un statut privilégié par rapport à mes trois sœurs. »

« Pourtant, j'aurais tant aimé que mon père soit parfois un compagnon de jeu un peu complice, qu'il laisse son effroyable gravité de côté. Il le fit un jour, et j'en garde un souvenir mitigé : mi-heureux, mi-amer. Nous marchions en famille dans la campagne et il s'est baissé pour ramasser quelque chose par terre qu'il m'a lancé en s'esclaffant : c'était une poire pourrie qui s'est écrasée dans ma main. Une poire pourrie ! J'étais si heureux qu'il joue enfin avec moi.

C'est pourtant un souvenir gai et extraordinaire du seul moment où mon père a esquissé qu'il voulait jouer avec moi. Mais aujourd'hui, je me dis aussi que j'étais peut-être à ses yeux la poire pourrie, et qu'il eût mieux valu qu'il me lance un ballon. »

Cette pression de l'organisation familiale ou sociale peut s'accumuler à travers les différents représentants du système : famille, frères ou sœurs, parents ou grands-parents. Fritz Zorn, triste et poétique petit héros, fils unique d'une famille bourgeoise de Zurich, l'a magistralement dénoncée dans un livre nécessaire, d'une noire ironie, qu'il commence par cette phrase : « Je suis jeune et riche et cultivé, et je suis malheureux, névrosé et seul. »[1]

---

1. Fritz Zorn, *Mars*, Gallimard, 1979.

© Groupe Eyrolles

Dans sa famille régnait une entente parfaite, une bienséance pleine d'ennui, pesante comme une « force anonyme » qu'il ne cesse de dénoncer, dans un silence accablant. Élevé dans une somptueuse villa au bord du lac, fils unique d'une famille ayant « du bien », rien ne devait troubler une *harmonie* qui figurait comme l'expression d'un savoir-vivre lié à une classe sociale privilégiée.

Fritz Zorn fait la liste noire de ce qu'il appelle ses « ennemis », ces forces anonymes contre lesquelles il n'a pas su se battre, et dont il dit qu'il n'a « pas été à la hauteur » :

> *« Il y a eu la défaite, la guerre. Guerre contre qui d'ailleurs ? Les mots ne manquent pas, mes parents, ma famille, le milieu où j'ai grandi, la société bourgeoise, la Suisse, le système (...). Une force supérieure anonyme, complètement amorphe. »*[1]

Cette force anonyme, c'est l'ensemble des forces politiques, sociétales, familiales, religieuses, psychiques, qui tendent à nous amener au non-humain. Fritz Zorn constate très jeune que cette vie de faste où l'on ne parle de rien d'important et qui exclut le corps et la vie sexuelle est en fait une vie littéralement « mortelle ». Il meurt d'ailleurs à trente-deux ans d'un cancer à la gorge.

> *« La question hamlétienne qui menaçait ma famille se présentait ainsi : être en harmonie ou ne pas être (...) quelque chose qui posât un problème, cela ne devait pas exister car c'eût été la fin du monde (...). Je doute d'avoir appris de mes parents le mot "non" (...) en effet, on ne l'employait pas chez nous puisqu'il était superflu. »*[2]

---

1. *Ibid.*
2. *Ibid.*

© Groupe Eyrolles

Il y a dans la vie « normale » d'un petit d'humain une quantité innombrable de légères tortures, d'humiliations, de rabaissements, d'incompréhensions qui demandent à être dénoncés par la parole. Mais qui écoutera ? Pas de maltraitance. Pas encore. Pas de violence ni d'abus sexuels. Rien que du *manque*, de l'incompréhension, de l'humiliation ou de la solitude. Cette solitude-là, depuis la tendre enfance, est notre lot à tous. Bien que considérée par certains comme la maladie du siècle, devons-nous, comme Nietzsche, déclarer que la dépression est *la* « maladie humaine » ?

Il y a certes dans la condition humaine un inachèvement, une incapacité à s'élever comme chacun le souhaiterait, une impuissance face au destin, un *manque* inévitable qui, en lui-même, requiert une prise de conscience qui viendra modérer des comportements de compétition et amener chacun à un peu plus de douceur avec soi-même. Cette notion universelle, Freud lui a donné le nom de castration, signifiant par là que nous ne sommes pas « tout puissant » face à la vie. Ne serait-ce que parce que les Autres existent.

Ce concept est très important, car il nous amène à concevoir la nécessité de nous organiser intérieurement avec ce qui est (c'est moi qui souligne), au lieu d'attendre toujours le TOUT.

Banaliser la dépression est parfois vu comme la contrepartie inévitable et pathologique d'un siècle qui met en scène le « superman », et où « le dépassement de soi » devient le nouveau credo, entraînant son corollaire, l'adaptabilité permanente de l'être au monde social *tel qu'il est* (serait-il fou !) et l'idéalisation de la performance.

Cette idéalisation de la performance conduit au déni de ce que l'on ressent au profit d'un personnage idéal (superwoman ou surhomme) que l'on souhaite paraître.

Il n'est pas toujours nécessaire d'aller jusqu'à la performance pour transformer un enfant en petit robot sans corps et sans émotions. Il suffit de mettre la pression sur des résultats que l'enfant ne peut

© Groupe Eyrolles

146

pas fournir, soit parce qu'il n'en a pas la compétence, soit parce qu'il n'en a pas le désir, soit parce qu'il n'est pas doué pour ce qu'on lui demande et développera une autre forme d'intelligence. Car il y a plusieurs intelligences.

Histoire de Catherine et la perfection

Catherine ne m'aime pas du tout. Elle le dit, le scande et le répète. Elle « vient à reculons », mais elle vient. D'ailleurs, elle n'aime que les « gens comme elle ». Invitée à préciser ses goûts et à les représenter à travers des images, elle me rabroue violemment et m'annonce qu'elle ne va pas rester car « ça la gonfle » cette règle ! « C'est vous qui décidez de tout et il faut que j'arrive à l'heure, et vous décidez même de la manière dont je dois parler en m'allongeant sur le divan ! D'ailleurs, vous ne mettez même pas de protection sur le coussin, et il se peut que les gens aient des poux. »

L'écoutant sans rien dire vomir une immense colère, je me demande d'emblée à qui elle s'adresse, en mon lieu et place. Rien ne va. Elle garde longuement le silence, et dès que je prends la parole, elle s'évertue à couvrir ma voix. Quand je parle, elle m'enjoint de me taire car je lui « prends du temps » ; quand je me tais, il faudrait que je parle « pour ne pas partir dans le mur ». Catherine est la violence et la peur personnifiées, mais elle ne peut pas faire autrement.

Souvent, quand je l'écoute, je la vois comme un nouveau-né qui se débat, car il a mal partout. Pas question de parler. Seulement écouter et contenir.

La suite vient rapidement m'éclairer. Laborantine, mariée, deux filles et deux garçons de neuf, douze, treize et quinze ans, Catherine vient me voir parce qu'elle se déteste et déclare, très énervée, vouloir se tuer et « tuer Anna, ma fille, quand elle a une mauvaise note. Je le regrette mais je la bats. Je n'en peux plus. Vous n'avez pas quelque chose pour m'arrêter. Et d'ailleurs, ne me dites pas que

© Groupe Eyrolles

147

c'est de ma faute, car c'est pour son bien. Hier on est allé faire des courses et dans la voiture elle m'a tendu son carnet de notes. C'est bien, elle est une bonne élève, vous comprenez, mais il y avait ce douze en histoire. Inacceptable. Je le lui ai dit. J'ai crié, je sais, je ne dois pas lui demander la perfection. Mais elle a répondu et je lui ai dit "je te tue si tu ne travailles pas bien". Elle a ouvert la porte à un feu rouge et elle a fugué. Je l'ai rattrapée et on s'est battues. Regardez, mon bras est bleu. »

J'explique à Catherine qu'elle est alors dans un état d'anxiété plus que dans un état de colère, comme elle le prétend, et que nous devons chercher ensemble la raison de cette anxiété démesurée par rapport aux études d'une enfant travailleuse qui, somme toute, a des résultats satisfaisants selon ses professeurs.

À la maison, rien ne va plus. Elle houspille violemment Anna qui, bien sûr, entre en rébellion. Elle supprime les sorties et va jusqu'à lui interdire de revoir son petit copain, ce qui provoque chez Anna des mensonges et des fugues répétées. La crise est à son comble lorsque Anna décide, « si c'est comme ça… », de ne plus travailler et de ne plus aller à l'école du tout. « Je sais que ce n'est pas bien, je hurle sur elle, je la tape, je ne devrais pas, mais je ne peux pas m'en empêcher. » Catherine me demande même si elle peut me téléphoner, « quand j'ai envie de tuer ma fille au milieu de la journée ».

Nous avons mis beaucoup de temps à nous apprivoiser. Nos débuts n'ont pas été faciles. Catherine se lève et quitte la pièce, ne veut pas payer ses séances quand elle n'y assiste pas, annule au dernier moment… Mais je tiens bon. Devant mes encouragements à exprimer librement son agressivité et sa peur, celles-ci s'atténuent et nous pouvons enfin chercher leurs vraies causes. Devant ma patience et mon calme, Catherine accepte de considérer que peut-être elle se trompe de « cible », et que ce n'est pas moi qui produit cette colère. « Je comprends que cette émotion vient, comme une vague de fond, de mon intérieur. »

© Groupe Eyrolles

148

Lorsqu'on écoute Catherine retrouver enfin la mémoire de son histoire et se rappeler comme ses parents, des Juifs hongrois, ont émigré à Paris au sein d'une petite colonie des leurs, on comprend mieux quelles réminiscences du passé la poussent, à travers ses enfants, à reproduire la conduite de ses parents. Ils étaient en quête d'une réparation à travers leurs enfants des injustices de l'Histoire, craignant par-dessus tout que le passé ne se reproduise. La peur panique était constante, aggravée par le regard des voisins. Pour eux, il n'y avait eu de salut qu'à travers le travail scolaire et la conquête d'un statut socioprofessionnel. Seule une réussite professionnelle éclatante leur permettrait d'échapper à la misère et à l'humiliation.

Dans le petit cercle fermé qui était le leur, chacun s'observait et évaluait les performances des enfants, mettant l'accent jusqu'à l'obsession sur les études, enfermant chacun dans un « cocon » (sic) sous prétexte d'assurer la sécurité. On est surpris d'entendre Catherine dire qu'elle « adore son père et ne lui en veut pas des coups de ceinture qu'elle a reçus, lorsqu'elle ne pouvait plus apprendre ses maths et que tout se brouillait dans sa tête ». La mère de Catherine regarde son mari frapper l'enfant et « elle ne dit rien pour ne pas le pousser à bout ».

Pas de sport, pas de sorties, pas d'activités artistiques, pas de copains à la maison, pas de paroles sur la sexualité. Catherine est la risée de sa classe, car elle a pris vingt kilos, devient boulimique et se fait vomir. « J'étais larguée, si différente, je sais aujourd'hui que c'est ma vie tout entière que je voulais vomir, mais je ne pouvais rien leur dire, ils faisaient tout cela pour mon bien. »

Seul compte l'apprentissage scolaire au détriment des autres découvertes. Nous travaillerons alors longtemps avec Catherine sur les liens toxiques avec ses parents et sur sa difficulté de se différencier d'eux.

© Groupe Eyrolles

149

On n'insistera jamais assez sur l'importance du développement des différentes intelligences kinesthésiques (à travers le sport, le mouvement en règle générale), de la créativité (à travers l'art) et du jeu, qui permettent d'expérimenter la vie en s'amusant, sans aucune sanction à la clé. Ils sont largement oubliés dans le système scolaire et familial actuel.

« Il y a toujours quelque chose qui manque … »… écrivait Camille Claudel, évoquant l'humaine condition. Quelque chose qui manque ou qui oppresse. Pirandello s'insurgeait, dans *Une personne et cent mille*, contre l'inamovibilité de l'identité civile :

> *« Il me paraissait odieux et stupide d'être ainsi étiqueté, une fois pour toutes, et de ne pouvoir me donner un autre nom, des noms à volonté, pouvant tour à tour s'accorder avec les diverses phases de mes sentiments et de mes actes. »*

Les liens toxiques avec les parents

Les causes de la dépression ont toujours à voir avec le sentiment de culpabilité. Puis de solitude devant la culpabilité. Le manque, la perte, le rejet ou le sentiment d'exclusion accompagnent ce sentiment. Parfois avec les liens toxiques que certains parents entretiennent avec leurs enfants.

Les enfants, en toute bonne foi, sont considérés comme les petits *esclaves* de leurs désirs personnels, des *objets* ou des parties d'eux-mêmes plus que comme des *sujets* indépendants en devenir, auxquels il faut, autant que faire se peut, donner les clés d'une vie réussie.

Je suis frappée du nombre de ces petits *coupables innocents* qui s'empêchent de vivre leur vie pour rester fidèles à des promesses qu'ils se sont faites enfants : aimer papa et maman plus que tout, leur rester fidèle. Même si la relation avec ces grandes images

© Groupe Eyrolles

150

parentales – des « Imago », disait le psychologue C.-G. Jung – est toxique.

Les causes de la dépression peuvent avoir leurs racines dans l'enfance, et même dans la toute petite enfance. Leur accumulation peut aussi jouer un rôle et passer inaperçue pendant longtemps, tandis que les résistances s'accumulent, jusqu'à ce qu'une ultime épreuve vienne provoquer l'effondrement ultime.

Ainsi, personne ne comprit sur le moment la raison profonde du suicide de Primo Levi. Ce grand écrivain qui traversa des épreuves atroces dans les camps de la mort en tira des livres magnifiques qui eurent un succès planétaire, mais il ne put faire face à la vieillesse de sa propre mère. L'accumulation joue ici un grand rôle : je peux résister à un coup du sort, mais si un second coup m'oblige à revivre le premier dont la cicatrice est encore présente, je démissionne.

Paradoxalement, la dépression peut aussi apparaître à la suite d'une enfance trop protégée et non préparée aux épreuves de la vie, notamment avec une estime de soi trop haute, entretenue artificiellement par des parents séducteurs, plus occupés à s'attirer l'amour exclusif de l'enfant par des compliments et des complaisances excessives que de jouer leur rôle de *parentage*.

C'est ainsi que Jill, qui a perdu ses parents à un an de distance « sans pleurer », dit-elle, s'effondra trois ans après à la suite d'une rupture sentimentale où son fiancé lui reprocha d'être une enfant gâtée. Un sentiment d'abandon non exploré fera remonter tous les sentiments d'abandon dans une vie.

Histoire de Jill

Jill, trente-deux ans, a perdu ses deux parents en deux ans. Sa mère est morte d'un cancer, son père a suivi peu après d'une crise cardiaque. Elle dit n'avoir pas souffert à la mort de ses parents, mais sur le conseil d'une amie, « avoir passé deux ans chez une psy-

© Groupe Eyrolles

chologue qui m'a donné beaucoup de conseils, mais je ne savais pas quoi en faire. Pour finir, elle m'a dit que j'allais bien et que je pouvais arrêter ». Elle consulte ensuite son kinésithérapeute pour de fortes douleurs lombaires qui ne cèdent pas au traitement. Ce kinésithérapeute analysant me l'envoie.

Jill est une jeune femme ravissante, blonde, dont la longue chevelure bouclée s'agite coquettement au gré de ses abondantes mimiques. Tout chez Jill est là pour séduire et attirer l'amour : les expressions boudeuses et coquines se succèdent à un rythme aussi rapide que sa parole qui coule comme un flot incontrôlable. Un léger défaut de parole rappelle l'élocution du très jeune enfant.

Jill ne parle pas à « quelqu'un » mais à l'air du temps. Peu lui importe donc d'être intelligible ou pas. La seule chose importante pour Jill est de plaire. Et quand le thérapeute n'entend pas, ne comprend pas et fait répéter, Jill s'impatiente. Elle veut tout et tout de suite, et a une longue habitude de la manipulation et de la séduction pour avoir ce qu'elle désire avec un joli sourire.

Elle avoue elle-même être constamment en colère *« contre la terre entière et attendre des hommes qu'elle séduit qu'ils sachent ce qu'elle désire avant même qu'elle le dise ».* Les scènes éclatent lorsque, bien entendu, ils n'obtempèrent pas ; et comment le pourraient-ils ?

Malgré sa beauté, la vie affective de Jill est une succession de ruptures violentes qu'elle vit de plus en plus mal. Durant les week-ends, elle se cloître chez elle avec un sentiment de vacuité angoissant. Elle a un besoin vital d'être entourée et se brouille avec ses amies dès qu'elle pressent une baisse d'intérêt.

Quand j'annonce à Jill qu'elle a été une enfant gâtée qui a manqué de tout, elle est très surprise. *« Ma mère me donnait tout ce que je voulais et je n'ai manqué de rien, je vous assure. »* Jill est une

© Groupe Eyrolles

enfant de trente-deux ans à qui on n'a pas appris le rôle structurant du « non » et de la frustration. On ne le dira jamais assez : l'amour n'est pas assez.

Jill pourtant est touchante dans sa capacité de mise en question d'elle-même. C'est un peu comme si elle me conviait à observer à ses côtés comme son éducation avait « faussé son être » (sic). Je lui fais souvent remarquer que pour noter cela, il faut déjà être capable de pas mal de distance vis-à-vis de soi-même, et je l'en félicite très sincèrement.

Nous cheminerons ainsi de concert jusqu'à ce que la dépression de Jill s'apaise et qu'elle note un jour, dans un éclat de rire : « Je vous assure, Madame, que je suis maintenant quelqu'un d'intéressant ! »

Les liens toxiques peuvent parfois prendre l'apparence de l'amour le plus attentif et le plus soutenant. C'est même une de ses caractéristiques. Alors que fondamentalement, ils ne sont que séduction, envahissement, destruction, annexion et maintien dans la dépendance infantile.

Personne n'est battu, il n'y a pas de jeux incestueux, mais on peut tout de même parler de maltraitance dans ce cas-là aussi.

Histoire de Marine

Marine a trente-cinq ans. Elle est d'une beauté saisissante, avec une raideur étrange dans l'allure. Est-ce sa silhouette trop mince ? Son port très raide ? Les soins excessifs portés à sa mise, toujours en noir ? La raideur de sa nuque ? L'allure de Marine semble celle de quelqu'un qui, à la place d'un squelette humain, a une barre de métal. Ce qui est d'ailleurs le cas comme je l'apprendrai plus tard.

C'est aussi quelqu'un qui marche « au bord du volcan » (sic), avec une perpétuelle peur de tomber. C'est l'expression qu'elle emploiera elle-même, un peu plus tard.

© Groupe Eyrolles

153

Il faudra un an pour que Marine me dise qu'elle a subi vers l'âge de dix ans une grave opération des os des hanches et des jambes, durant laquelle des broches ont été posées. Broches qu'elle porte encore. Elle en a honte et vit cet événement comme quelque chose « qu'elle a mal fait ». Elle est coupable et non victime.

C'est la raison des longues cicatrices qu'elle porte aux jambes, et du pantalon noir qu'elle ne quitte pas. Elle refuse d'en dire plus, ajoutant cependant qu'à la suite de cette intervention, elle avait énormément grossi et qu'elle a longtemps subi les sarcasmes des enfants, à l'école. Grande sportive avant son opération, elle a d'un coup renoncé au sport qu'elle aimait, par nécessité de la convalescence, puis par crainte de devoir exhiber ses cicatrices.

Une période d'anorexie a suivi un régime alimentaire ordonné par le médecin traitant, anorexie qui perdure encore aujourd'hui, mais dont elle dénie l'existence.

En elle les aspirations à la beauté, à la connaissance et à la culture sont évidentes. Ces aspirations accroissent son sentiment de solitude au sein d'un milieu familial très inculte.

Elle vit dans un étroit appartement avec ses deux parents. Son père est pâtissier et gave sa fille et sa femme de gâteaux et de lourdes nourritures. C'est un homme bourru, peu présent, qu'elle découvrira à l'adolescence. Lorsque Marine se risque à lui dire timidement qu'elle préfère une salade, il entre dans d'énormes colères ou garde le silence pendant une semaine. Cette situation est invivable, car l'appartement est très exigu et, pour l'éviter, Marine avale quiches et beignets qu'elle va ensuite vomir en cachette. La nourriture tient lieu de parole et c'est d'ailleurs le seul « événement familial » qui réunit pendant de longues heures les membres d'une famille très éclatée. Sa mère est à la retraite. « Je n'ai de paix que lorsqu'ils partent en vacances. Entre eux, c'est la guerre froide. Ils ne se parlent plus depuis des années. » Depuis son enfance, elle

© Groupe Eyrolles

dort tous les soirs dans le même lit que sa mère, tandis que son père couche dans le séjour sur le divan.

Elle ne peut dormir qu'avec des somnifères et « quelques joints ». Pendant les moments de crise, elle provoque le matin des vomisse-ments en se « nettoyant la langue » avec excès. C'est toute sa vie que Marine voudrait expulser à travers ces vomissements. Dans sa vie professionnelle, la fatigue le dispute à l'excitation : « Je ne suis jamais bien, jamais en paix nulle part, j'ai mal partout toujours. »

Il est certain que Marine cherche, par ces somatisations, à rendre représentables (et donc pensables) beaucoup de choses qui lui sont intolérables. « Ma mère est un tas de graisse et de mensonge, je la hais », dit-elle, car sa mère lui a fait la confession qu'elle avait des amants et qu'elle « n'aimait plus son mari et ne restait avec lui que pour Marine ». Marine, désolée de la solitude affective de son père, le « protège » dans le secret de son cœur, différant encore et encore le moment de le quitter pour voler de ses propres ailes.

Longtemps, la mère a fait de Marine sa confidente et exhibé ses amants. Les familles de ses liaisons successives partaient en vacan-ces avec sa propre famille, et Marine voyait, la nuit tombée, sa mère quitter le lit de son mari pour rejoindre son amant. Lorsque Marine lui demande pourquoi elle n'est pas partie, celle-ci lui répond : « c'est pour toi ! »

Marine veut protéger son père en surveillant sa mère. Cette haine est ambivalente, car elle a l'impression que sa mère va mourir si elle l'abandonne et prend son autonomie, ne serait-ce qu'en récla-mant un lit pour elle seule.

Lorsqu'elle était bébé, elle ne supportait pas d'être séparée de sa mère un seul instant, et, rapporte-t-elle, ses parents devaient inter-rompre leurs sorties tant elle pleurait (avec parfois des convulsions) quand ils étaient partis. On sent bien, à la manière dont cet épisode est répété à l'envi, comme la mère de Marine a inculqué à son bébé,

© Groupe Eyrolles

155

puis à son enfant, qu'il lui serait impossible de vivre sans elle, et comme l'enfant a peu à peu obéi à ces injonctions silencieuses.

Alors que, dans la réalité, c'est le contraire : c'est la maman qui ne peut vivre sans son enfant. D'ailleurs, celle-ci a si bien appris la leçon qu'elle n'envisage pas de quitter le foyer parental à plus de trente-cinq ans.

Aimer un homme, créer un foyer, réussir professionnellement d'une manière qui lui donne l'autonomie financière nécessaire à la location d'un appartement indépendant, sont ses plus chers désirs et ses grandes angoisses, tant sa mère l'a persuadée qu'elle ne pourrait y arriver. Elle se maintient donc dans une situation d'échec dans ces trois domaines, dans le désir secret que ses parents restent ensemble. Elle est le ciment du couple. Tant qu'elle accepte cette place, pense-t-elle, ses parents ne se sépareront pas, et elle n'aura pas à quitter l'enfance.

C'est un peu comme si Marine était l'innocente coupable d'être née avec une malformation de la hanche qui a demandé à ses parents des soins assidus, créant une dette qu'elle devait aujourd'hui rembourser par sa présence infaillible.

On voit bien de quelle manière l'impasse dans laquelle Marine s'est installée est étouffante et viciée. Il n'est pas surprenant qu'elle souffre de ce qui a été diagnostiqué comme une forme d'épilepsie. Ses crises assez légères alternent avec une hypersensibilité à la lumière, ce qui accroît la dépendance de Marine envers ses parents. Elle a alors besoin « d'être dans son lit, dans le noir ».

Pourtant, ces « crises » ont beaucoup diminué depuis sa psycho-thérapie, jusqu'à disparaître totalement lorsqu'elle reprend confiance.

L'amour dont Marine a besoin est si intense et si infantile qu'elle se tourne vers ses fiancés, leur demandant quelque chose qu'ils ne

© Groupe Eyrolles

156

peuvent pas donner. Elle a tendance à s'isoler et s'effondre lors des inévitables ruptures sentimentales. Peu à peu, les parents de Marine l'ont convaincue qu'elle ne pourrait jamais se passer d'eux et qu'ils entretiennent un amour exemplaire et dévoué sans lequel elle ne peut vivre. Elle ne jure que par la famille et est très étonnée lorsque je parle de liens toxiques.

C'est effectivement la poursuite de sa psychothérapie et la rencontre d'un garçon équilibré qui mettront fin définitivement à sa dépression. Le déménagement dans un appartement spacieux est alors vécu comme une véritable naissance qui engendre un désir solide de reconstruction.

Un effondrement a déjà été éprouvé

On vient de découvrir, titre le journal d'aujourd'hui, que les nouveau-nés souffrent comme les adultes. Les prématurés auxquels on fait suivre des traitements douloureux aussi. Que dire des souffrances psychiques, des séparations, du manque de la mère, des souffrances dues au bruit, à l'exposition à la lumière ?

C'est parfois dès la naissance ou même dans la vie intra-utérine que la souffrance d'un enfant débute.

Mélanie Klein, mais aussi Donald Winnicott ont été les premiers à travailler sur la toute petite enfance et à souligner que le Moi existe dès la naissance et que ses fonctions consistent à se souvenir, certes, mais aussi à ressentir l'angoisse et à mettre en place des défenses contre cette angoisse. Le bébé éprouve, même s'il ne parle pas.

La vie d'un petit bébé est émaillée d'*effondrements* et de *dépressivités*, car « le bébé n'existe pas sans sa mère ! », affirme Donald Winnicott, grand psychanalyste anglais, très apprécié pour la finesse remarquable avec laquelle il décrit le monde de l'enfance.

© Groupe Eyrolles

Quel parent n'a senti un jour son impuissance maternelle et paternelle face à la demande du tout petit ?

Par là même, Winnicott signifie que le bébé fait essentiellement partie d'une relation. C'est pour cette raison que les dépressivités ou les dépressions nous affectent particulièrement à l'âge adulte, justement parce qu'elles font remonter des angoisses, un « désaide » (*Hilfloss,* écrit Freud), très archaïque et particulièrement poignant, que nous avons immanquablement vécu tout petits.

Winnicott ouvre sa pratique à des patients présentant des aspects de « Faux Self » et pour lesquels la psychanalyse était jusqu'alors inopérante, car l'angoisse entrave chez eux toute association libre.

Il soutient qu'il faut dire au patient en dépression « (…) que l'effondrement, dont la crainte détruit sa vie, a déjà eu lieu. Et (devrais-je ajouter) qu'ils sont toujours vivants. C'est un fait qu'il porte lointainement caché dans l'inconscient ». Winnicott a beaucoup travaillé sur la toute petite enfance et les relations mère-enfant, notamment pour explorer la manière dont s'effectue le passage du bébé d'une dépendance absolue à une relative indépendance. Passage tributaire des soins d'une « mère suffisamment bonne[1] ». Le *holding* et le *handling* (capacité de soutenir et de donner des soins) sont des concepts utilisés pour décrire le besoin de soutien réel mais aussi symbolique du bébé.

Il prétend ainsi que lorsque la mère s'éloigne du tout petit, le « sentiment d'existence » (chez l'enfant) de la mère disparaît au bout d'un temps x + y. Une *angoisse disséquante* extrême (Winnicott parle d' « *agony* ») qui s'installe chez le bébé après un temps x + y + z laisse un traumatisme que le retour de la mère ne répare pas tout à fait. L'analyste accompagne alors le patient dans une « régression à la dépendance » dans laquelle les coussins du divan *sont* les seins de la mère, et l'analyste *est* la mère, une mère qui

---

1. A good enough mother.

© Groupe Eyrolles

reproduit inévitablement les carences de l'environnement. C'est en faisant face à ces inévitables carences que l'on se construit.

Faire un sas !

Faire un sas, un temps de parenthèses. Prendre le temps de se retrouver. « Vous êtes la première à avoir écouté celui qui est en moi et qui crie "J'ai raison !" », me dit Bernard à la fin de sa thérapie.

Aller à l'encontre du réflexe habituel « Tiens-toi droit ! », « Ne t'écoute pas ! », « Si tu veux tu peux ! », « C'est pour ton bien ! » Ne plus lutter contre la dépression pour la faire disparaître le plus vite possible. Ne plus la maquiller sous la pratique excessive d'un sport, une hyperactivité forcenée dans le travail ou un engouement factice, mais au contraire écouter ce qu'elle a à nous dire. Ne plus chercher à plaire à tout le monde.

La maltraitance est partout ! Des esclavages nous guettent ! **L'éducation scolaire et familiale privilégie les apprentissages rationnels et comportementaux, et accumule les carences dont certaines sont inévitables.** Il y a toujours, en arrière fond, l'attente des parents en un enfant idéal qu'ils pourront exhiber. « J'ai été gavée d'études, dit Sophie. Il leur fallait des diplômes pour pouvoir triompher sur leurs amis. » Enfants « objetisés » ou manipulés dans leurs attentes profondes.

À l'origine de la dépression il y a toujours la souffrance de l'enfant. Souffrance largement mésestimée, en premier lieu par les parents. « J'ai été éduqué à mort »[1], résume Fritz Zorn, le touchant petit héros qui mourra, « évidemment », dit-il, d'un cancer, après avoir écrit un livre poétique et macabre, d'un humour glacial, sur les méfaits terrifiants d'une trop bonne éducation.

---

1. Fritz Zorn, *Mars*, Gallimard, 1979.

© Groupe Eyrolles

Rendez-vous avec vous-même

Poursuivons ensemble notre réflexion. Notez spontanément ici ce que vous avez compris être un *Faux Self*. Puis rendez-vous au lexique en fin de volume pour connaître notre définition.

....
....
....
....
....
....
....
....
....
....
....
....
....
....
....
....
....
....
....
....
....
....
....
....
....

© Groupe Eyrolles

Si vous suspectez être dans ce cas, continuez avec nous. Notez ensuite la dernière fois où vous avez eu le sentiment d'être authentique, d'être vrai.

....

....

....

....

....

....

....

....

....

....

....

....

....

....

....

....

....

....

....

....

....

....

....

....

....

....

© Groupe Eyrolles

Chapitre 8

Vivre hors du temps, c'est vivre à moitié

« Le syndrome de Peter Pan : Anne la Gisante et Karine la « Fée Clochette »

> « Je suis Zarathoustra l'impie : je fais
> bouillir dans ma marmite tout ce qui est hasard.
> Et ce n'est que lorsque le hasard est cuit à point
> que je lui souhaite la bienvenue pour
> en faire ma nourriture. »
> Friedrich NIETZSCHE, Ainsi parlait Zarathoustra.

Une mutation vers le vivant

Dans les lignes qui vont suivre, nous constaterons que pour Béatrice la Transparente et Karine la Fée Clochette, la dépression est venue exprimer une sorte de momification de l'être, hors du temps, et elle fut tellement douloureuse qu'un remède devait y être trouvé. C'est un des bienfaits inattendus de la dépression que de pousser à trouver remède pour faire cesser la souffrance. Pour quelles raisons Béatrice et Karine se maintenaient-elles ainsi, suspendues hors du temps, de *leur* temps ? Qu'attendaient-elles

© Groupe Eyrolles

pour se mettre à vivre *leur* vie ? Quelle était la cause de cette oblitération de l'échéance, que pourtant elles connaissaient bien ? Pourquoi cet oubli de la mort que tous connaîtront un jour ? Quel bénéfice pouvait-il y avoir à se maintenir ainsi, hors de soi ?

Pour Pierre Fédida, la dépression peut parfois être une protection. L'homme déprimé est protégé de la mélancolie par sa dépression. Il évoque une « (…) expérience fondamentale de la perte, de la séparation, du deuil (…), une découverte de la vie au contact de la mort ».[1]

Histoire d'Anne la Gisante

Anne ne sait rien d'elle-même. Elle ne parle pas. Elle n'a pas de mémoire. Longtemps, elle est venue me voir pour ne pas parler. Et pourtant, elle est venue pour cela : arriver à parler. « Je voudrais parler comme les autres », dit-elle à la première séance. « Les autres parlent comme ils respirent, et je les envie. » Oui, Anne, parler, c'est respirer !

D'ailleurs, pas plus qu'elle ne parle, Anne ne respire. Elle s'allongeait sur le divan, les jambes bien serrées, les mains le long du corps, les poings fermés. Comme un gisant dans une crypte. Dans un silence total qui durait parfois toute la séance. J'écoutais. Nous écoutions ensemble son silence. Pour moi, c'était intolérable, et j'avais, comme les enfants à la fin de la classe, envie de courir en sautant et en criant.

J'essayais de l'aider par quelques grattements de gorge encourageants puis un « Oui ? », mais rien n'amenait Anne à parler d'elle. Bien plus tard, elle tenta quelques phrases, reprenant sans cesse son expression, hésitant, modifiant, corrigeant ce qu'elle avait dit en un interminable brouillon. Ensuite, venaient les phrases non terminées,

---

1. Pierre Fédida, *Les bienfaits de la dépression. Éloge de la psychothérapie*, Odile Jacob, 2001.

© Groupe Eyrolles

comme si un obscur désir en elle la faisait « m'appâter ». Allait-elle aller jusqu'au bout, cette fois ? Mais non, la phrase était abandonnée, en lambeau, pas finie.

La tension créée en moi était intolérable, pénible à l'excès. Anne n'était jamais satisfaite de sa parole, elle se cherchait, voulait son authenticité, mais « ça n'était jamais ça ». Parfois, un maigre mot amenait un important cortège d'émotions devant lesquelles Anne balbutiait un instant, comme interdite. Invitée à exprimer ce qu'elle ressentait, la même phrase revenait « J'ai une boule dans la gorge... Je ne sais pas. » Un moment, elle s'agitait, quelques larmes dans la voix, puis, d'un coup, la lourde porte du refoulement se refermait et elle reprenait sa pause de gisante.

Enthousiasmée par ces quelques balbutiements, je l'encourageais mais las ! À peine avais-je ouvert la bouche qu'Anne refermait la sienne, comme s'il n'y avait eu de place, dans la pièce, que pour une seule personne. Une seule voix : « Quand j'entends votre voix, je disparais », disait-elle. Je tentais une interprétation : « Il n'y a de place ici que pour une ? » Mais aucun écho ne faisait suite à mon invitation à prendre conscience du désir de fusion avec moi... ou la personne dans mon fauteuil.

Après de longs mois monotones, je changeai d'approche et proposai à Anne des interprétations, des images, des mots à foison dont elle aurait pu se saisir. À l'écoute de certains, ses petits pieds s'agitaient, sa gorge se nouait, elle tentait de prononcer une parole mais renonçait immédiatement, ravalant les larmes qui montaient avec l'émotion des mots. La même phrase revenait : « J'ai une boule dans la gorge... je ne sais pas ! » Plus tard, Anne dira « Je tombe en arrière, dans le noir, dès que vous parlez, je m'efface... »

Depuis l'enfance, Anne s'efface devant une mère dépressive et autoritaire qui régente sa vie. En face d'elle, un père absolument silencieux et soumis qui entre « en crise » (sic) dès qu'elle lui dit

© Groupe Eyrolles

165

quelque chose qui le contrarie. Elle ne se voit que par le regard de ses parents : inexistante face à ce père sans parole sur elle, jamais bien face à une mère que tout contrarie mais qu'elle adore. La solution adoptée par Anne a donc été de disparaître plutôt que de souffrir. Elle en prend lentement conscience via les relations extérieures à la famille. Elle s'étonne qu'on attende autre chose d'elle que cette disparition, ce « désêtre ». « Cet été, en vacances, j'ai rencontré des Italiens. Ils me disaient tout le temps « Anima-te ! Anima-te[1] ! », *dit-elle, surprise.*

Combien de temps la jeune Gisante a continué à venir pour ne pas parler ? Un soir, alors qu'épuisée je me demandais comment j'allais supporter la séance suivante, m'interrogeant sur le sens de cet échec répété que me faisait subir cette patiente, et envisageant d'y mettre fin, elle se leva du divan et me regarda du coin de l'œil, alors que j'étais restée la tête appuyée sur la main, triste et pensive.

Son expression changea et son regard devenu vif s'attarda sur ma personne avec intérêt, jusqu'à ce que je lui demande pourquoi elle me regardait. Elle balbutia : « Vous avez l'air fatiguée », me dit-elle. J'acquiesçai silencieusement, appuyant sur le résultat de « ce qu'elle me faisait », sur l'ennui intolérable, le manque de vie qui en résultait, et les questions que je me posais sur l'éventualité d'interrompre notre travail. « Ah, dit-elle en s'en allant, je vois bien ! »

Contrairement à mon attente, cette séance fut extraordinairement mutative, car peu après, Anne décida de changer de travail et entama une lente trajectoire de reconversion. Des somatisations nombreuses, coliques, crises de panique, vomissements, terreurs nocturnes, l'obligèrent à se pencher sur une vie émotionnelle qu'elle aurait préféré nier. Elle constata à contrecœur que plus elle en parlait, plus ces crises diminuaient, jusqu'à totalement disparaître.

---

1. « Sois vivante. »

© Groupe Eyrolles

Paradoxalement, elle a quitté un emploi de bureau pour une profession libérale où elle tient la position très exposée d'expert. Elle est obligée de parler, d'expliquer, de convaincre autrui.

Elle s'étonne avec fierté d'y parvenir. Ses clients apprécient son contact.

Il y a souvent, à l'origine d'une dépression, des événements ou des causes différentes qui s'accumulent. Mais le plus souvent, on retrouve à l'origine des événements ayant valeur de traumatisme. Ils semblent parfois anodins aux yeux non avertis. Il faut savoir en effet que ce qui peut paraître anodin pour l'un sera vécu par l'autre comme un cataclysme dont l'onde de choc se répercutera longtemps dans sa vie.

Des *dépressivités* non solutionnées dans l'enfance réapparaissent souvent à l'âge adulte, au gré des accidents de la vie, sous forme de dépressions manifestées. Une personne qui doit faire face à la réalité, si terrible soit-elle, a peu de chance de développer une dépression. C'est plus tard, parfois beaucoup plus tard, que cette dépression, à la faveur d'un événement infime, réapparaîtra.

Et c'est compréhensible, car ces traumatismes agissent comme des cicatrices mal refermées qui bloquent l'évolution de la personne dans la stupeur ou la dénégation.

Histoire de Béatrice la Transparente

Béatrice étudie la psychologie dans une université parisienne. Elle veut faire une psychanalyse à des fins professionnelles, et « n'en éprouve aucun besoin personnel », dit-elle. Tout va bien ! Elle s'entend très bien avec ses parents, elle adore son père avec qui elle vit. Elle revoit maintenant sa mère dont elle s'était écartée un moment après que celle-ci se fut remariée.

Béatrice parle avec des mots professionnels qui semblent avoir été appris plutôt qu'intégrés. Ses mots se bousculent tellement vite que

© Groupe Eyrolles

l'on a du mal à suivre ce qu'elle dit. Lorsque je lui fais la remarque, car je n'arrive tout simplement pas à comprendre ce qu'elle énonce, elle répond : « C'est mon père… quand il pose une question, il veut la réponse tout de suite. Même chose quand il demande de faire quelque chose. Il veut que ce soit fait très vite, je ne dois pas l'encombrer ! Mais je lui pardonne, il est sympa. Il me paie mes séances et me demande toujours "Et ta psy, où tu en es ? Ça avance ? Tu n'en as pas bientôt fini ?" »

Le seul moment de sa vie où elle a été triste c'est quand sa belle-mère est venue habiter chez son père. Elles se détestaient et la belle-mère lui demandait de faire le ménage de la maisonnée et de servir à table, comme une domestique, car elle était l'aînée. Il y a maintenant dans la maison quatre enfants, car la nouvelle femme de son père en a eu trois avec son nouveau mari. « Ils sont tous très blonds et très beaux alors que moi je suis brune et un peu boulotte. Le dernier est un bébé adorable sur lequel tout le monde se penche. C'est pas qu'on ne s'entend pas, tout simplement on n'est pas pareils. Ils me laissent à l'écart. Je suis toute seule. »

Après de longues séances silencieuses où elle se sent « vide » et où elle ne sait que dire, où tout est « blanc » dans sa tête, elle ressasse l'idée que finalement toute sa vie n'est qu'adaptation : elle ne sait pas qui elle est ni où est sa place. « D'ailleurs, je ne souffre même pas. Vous croyez que c'est normal ? »

Elle se remémore un jour le souvenir suivant : lors de l'anniversaire de sa belle-mère, la famille est réunie autour d'un gâteau magnifique. Le père décide de prendre une photo de la maisonnée autour de la table et va chercher son appareil photo. Les trois enfants s'assoient joyeusement autour de la mère et, tandis qu'elle s'apprête à les rejoindre, son père lui fait signe de s'écarter en disant « Toi, reste là, tu n'es pas de la famille ! »

© Groupe Eyrolles

Ces remémorations s'accompagnent d'une grande détresse et Béatrice sanglote comme un tout petit enfant.

Ce souvenir la « touche au cœur », dit-elle, et elle en est tellement ébranlée qu'elle chancelle ; je lui propose donc de s'installer sous une couverture, au calme, dans une autre pièce de mon cabinet. Après, elle accepte mieux de « s'occuper d'elle-même » en séance. Elle me parle enfin de ses crises de boulimie qu'elle « évacue avec du sport et des lavements ». Béatrice se traite elle-même comme elle a été traitée : comme quelqu'un de sans importance dont les sentiments sont sans intérêt, voire gênants. « Je suis une poubelle. Je me dégoûte quand j'ai ces crises. » Quelqu'un de trop qui doit tenir le moins de place possible.

Relaxation, sophrologie, massages ou repos n'amènent alors aucune évolution dans la souffrance. « Il y a quelque chose de pesant qui se met sur moi », dit Béatrice, à certains moments de sa vie où elle étouffe et où sa boulimie, pourtant en régression, la pousse à se gaver de ses fonds de frigidaire. « Je m'enfonce, ça me tire en arrière… »

Simple tristesse ou dépression ?

Cafard, blues, surmenage, stress ? Être découragé ou très triste n'est certes pas le signe d'une dépression. Ces humeurs passagères émaillent notre vie, et nul besoin d'un psychanalyste pour s'en sortir. Leur origine est repérable aisément, et c'est en général un événement de la vie qui nous impose une *perte*. À plus ou moins brève échéance, nous allons faire notre *deuil*, c'est-à-dire abandonner l'objet perdu pour continuer notre chemin en faisant confiance à notre *énergie vitale*.

On se pose souvent la question de savoir si l'humeur triste que l'on ressent, parfois entretenue et prolongée par une rumination,

© Groupe Eyrolles

est une humeur passagère – après tout, on a le droit d'être triste –, ou s'il s'agit d'une vraie dépression. Certaines personnes passent de longues périodes dans des états intermédiaires qui ne permettent pas de fournir un diagnostic. D'autant que les arguments rationnels viennent étayer une explication convaincante, qui est en fait une résistance. C'est probablement l'une des raisons qui fait que, notamment chez les adolescents, la dépression est peu ou pas diagnostiquée et traitée. On confond souvent les tourments de l'adolescence avec la dépression, jusqu'à ce qu'une tentative de suicide vienne révéler que la dépression est installée depuis des années.

La personne elle-même met en place des éléments qui viennent nous égarer. Ainsi, Gaëlle, une très jeune femme d'affaires qu'un licenciement difficile amène à consulter, déclare dès la première séance : « Je ne veux plus me prendre la tête. » Or, sous prétexte de rester informée, elle passe son temps devant la télévision : « Je me connecte aux *news*, comme ça je reste dans le coup », dit-elle. Pas une épidémie, pas une catastrophe planétaire, pas une guerre n'échappent à sa vigilance.

Je lui fais remarquer qu'elle est en fait dans un comportement d'addiction à la souffrance de ce monde qui va si mal. Elle est comme une hypocondriaque qui passe sa vie chez le médecin pour se rassurer, sans être jamais tranquillisée. Mais c'est en fait un alibi pour ne pas aborder *sa* souffrance à elle.

Il est parfois difficile d'évaluer son état, car cette évaluation est elle-même dépendante du sens que l'on va donner à sa souffrance, autant que de l'intensité de celle-ci.

Ainsi, une douleur morale consécutive à un accident de la vie peut être assez rapidement surmontée, et cela ne demandera pas de consulter. C'est alors d'un simple *épisode dépressif* qu'il s'agit. En parler à ses amis, communiquer avec son conjoint suffit à diminuer la peine qui disparaît peu à peu.

© Groupe Eyrolles

170

Il arrive parfois que cette *douleur morale*, au lieu de diminuer, s'accentue, accompagnée d'un cortège de ruminations moroses, d'épisodes d'anxiété majeure, de crises de panique, de tristesse durable. Une sorte de *mal de vivre* s'installe durablement sans pour autant empêcher le cours ordinaire de la vie sociale.

Il s'agit là d'un état annonciateur de dépression qu'il faut prendre au sérieux en allant en parler à un psychanalyste. Un repositionnement de la vie est parfois nécessaire, et les crises servent à cela.

La dépression avérée, c'est tout cela, puissance mille. Elle s'accompagne d'une immense fatigue qui rend toute action épuisante. Les troubles psychomoteurs incitent au repliement, et l'on n'a plus le désir ni la possibilité de sortir de chez soi. L'humeur ne dépend plus des événements extérieurs, et une journée ensoleillée, un dîner entre amis, les caresses de vos enfants, ne changent rien au sentiment de *désastre intérieur*. Les gestes quotidiens, se laver, manger, se lever, sont réduits au minimum, et la dépression s'installe durablement. « Je suis une morte-vivante », dit Sylvianne qui ajoute : « mais une morte qui souffre abominablement ».

Humeur noire, larmes, tristesse, irritabilité, cris, dégoût de tout, grande fatigue, désinvestissement relationnel et sexuel, comportements à risques, addictions. Tel est souvent le paysage émotionnel et relationnel de la dépression. Socialement, la dépression isole. « Sortir de mon lit et affronter le monde était quelque chose d'impossible pour moi », dit Chantal qui ajoute : « C'est comme si je n'avais plus de chair. » Nicolas avoue « avoir attendu la trentaine pour souffrir comme tout le monde, réaliser qu'il était humain et ressentait quelque chose ».

Le signe le plus évident de la dépression est la perte d'intérêt pour le monde qui vous entoure. Ce n'est même pas d'ennui dont il s'agit, mais d'une dépossession du sentiment de vie en soi. Ce sentiment est particulièrement atroce lorsqu'il répète, jour après

© Groupe Eyrolles

jour, sa grisaille : « C'est comme si j'étais tombé hors de la vie », confesse Nicolas.

L'incapacité à prendre du plaisir, et même à en susciter dans sa vie, s'accompagne souvent d'insomnies au cours desquelles on se réveille en sueur dans un sursaut d'angoisse. Le cœur cogne, affolé, sans que la cause profonde de cette chamade soit encore identifiée. Et pourtant, cette cause existe, et elle est à chercher dans l'inconscient.

L'humeur ne fluctue pas ou à peine. Souvent, le coucher du soleil s'accompagne d'une sensation de panique intolérable, avec un profond sentiment de solitude. Parfois, pour d'autres, c'est le petit matin qui est intolérable, avec l'incapacité de se lever et de rencontrer les autres.

Le besoin de dormir est souvent un signe de dépression.

Vivre hors du temps : la dépression blanche

Parfois le temps se fige. L'être se momifie. C'est ce qui frappe lorsqu'on reçoit certaines jeunes patientes qui disent avoir tout pour être heureuses, mais vivre dans une sorte de langueur immobile. Tout a l'air en place dans leur vie, mais tout est factice. « Je suis en attente, mais je ne sais pas de quoi », dit Sylvie. Un peu plus tard, ayant exploré son histoire, elle comprendra que jamais elle n'a eu le sentiment qu'elle avait un désir et qu'elle pouvait infléchir sa vie, au lieu de subir les événements.

Il existe des formes de dépression moins visibles et donc plus insidieuses : c'est la « dépression blanche » ainsi nommée par Anne Dufourmantelle, psychanalyste. « J'ai tout pour être bien, un mari, un bon job, et pourtant ça ne va pas », explique Sylvie. Parfois, les symptômes sont presque invisibles, car l'univers sensoriel est anesthésié. « Je suis dans le blanc », poursuit Sylvie. « Tout est recouvert d'ouate et je me meus au ralenti dans un univers où l'on

© Groupe Eyrolles

ne sent rien. D'ailleurs, cela fait des années que je n'ai pas fait l'amour et ça ne me fait rien. » J'appelle parfois des « fées Clochette », du nom de la petite compagne de Peter Pan, ces jeunes femmes lisses qui ne sont pas reliées à elles-même (sans d'ailleurs en avoir conscience) et qui semblent attendre quelque chose, en dehors d'elles, tout en vivant hors du temps.

Elles ont souvent fait des études supérieures (pour faire plaisir à leurs parents) et sont actives. Rien ne fait signe chez elles : elles sont désertes. Leur résistance au changement est imposant, jusqu'à ce que l'édifice sans failles qu'elles ont construit s'effondre. Il faut parfois en arriver là pour qu'elles prennent conscience qu'elles ne sont pas, en profondeur, ce que clame leur belle apparence. Plus elles attendent pour renoncer à la *dénégation* de leur mal-être, plus il est difficile pour elles de changer. Elles ont très peur de leurs émotions « négatives », tout simplement du fait qu'il va falloir *éprouver* quelque chose pour savoir dans quelle direction aller. Or, ces petites momies préfèrent parfois être enterrées vivantes plutôt que d'éprouver des sentiments négatifs. Colère, rage, douleur sont exclues de leur univers, car on leur en a interdit l'accès depuis l'enfance. Elles sont souvent ravissantes et éthérées, et aimées comme telles par leurs parents impeccables.

Les femmes semblent plus souvent atteintes par cette « dépression blanche » qui, finalement, fait le jeu du monde social et ne dérange personne. Elle sont « sages comme des images ». C'est d'ailleurs ce que l'on a longtemps attendu des femmes : qu'elles soient sages et ne dérangent pas.

Parfois, la prise de conscience est longue et, malheureusement, elles renoncent avant de mettre en place ce qui leur permettrait de changer, tant le changement les amènerait à modifier cet aspect impeccable qu'elles veulent maintenir à tout prix. « Il m'était impossible de tomber les masques », dit Sylvie. « En le faisant, je ne supportais plus l'image que j'avais de moi-même, celle de

© Groupe Eyrolles

173

quelqu'un d'imparfait. J'avais passé ma vie à essayer d'être parfaite et je ne voulais pas en démordre. »

Histoire de Karine, la « Fée Clochette »

Le cas de Karine illustre bien comme il est difficile, pour certaines, de renoncer à la souffrance et d'entrer dans le vivant de leur vie. L'être est souvent en état de léthargie, de momification, d'anesthésie générale, qui se reflète sur son apparence.

Cet état hors du temps ne doit pas être confondu avec des personnalités d'allure jeune, comme j'en vois parfois, qui ont su conserver en elles l'enfant créatif et joyeux.

Non, c'est autre chose. La personne se construit, tel Peter Pan, « en planant » le plus souvent au-dessus des réalités du monde matériel. Son corps n'existe pas, ses besoins non plus. Le temps est aboli. La réalisation de soi est toujours repoussée à demain. C'est un univers où la mort n'existe pas.

Au féminin, ces petites fées Clochettes sont debout sur la pointe des pieds, dans leurs jolis atours, prêtes à séduire la galerie, à faire rire l'entourage, à maltraiter leur corps, à accumuler les liftings, les régimes, à s'affamer et à évoluer vers l'anorexie, accentuant encore le grand vide d'inexistence qui les habite.

Karine est une Fée Clochette, toute à l'œuvre à enchanter un public imaginaire (qui a sûrement dû exister dans son enfance, probablement dans le regard de son père), à ne jamais laisser paraître une once de lassitude, de fatigue, d'émotion négative. Une fée sage comme une image, une fée qui n'est pas humaine et qui n'entend pas descendre parmi nous. Une fée toujours jolie, toujours parfaite, toujours gaie.

Karine est directrice marketing dans un grand groupe financier. Elle apparaît comme une fille ravissante d'une trentaine d'années, mais à qui on en donne à peine vingt, soignant méticuleusement son apparence. Chez elle, tout est impeccable. Presque empesé. Les che-

© Groupe Eyrolles

veux blonds parfaitement blushés et des vêtements charmants lui vont bien. Elle met souvent du blanc, et il y a quelque chose de presque obsessionnel dans cette méticulosité. Quelqu'un de très (trop ?) adapté, se dit-on en la voyant.

Elle doit le sentir, car elle a un art certain pour paraître spontanée, mais on perçoit que tout cela est très étudié, très mis au point devant le miroir. D'ailleurs, elle affiche une expression aimable, une position très attentive et un sourire charmant et impavide, que l'on sent également très étudié. Quoi qu'on lui dise, son visage est impassible et lisse, et son regard assez inexpressif côtoie des cernes très profonds.

Elle m'annonce d'emblée qu'elle refuse d'aller sur le divan et tient à me fixer de ses grands yeux bleus pendant toutes les séances. Jamais elle ne prend le temps de réagir à mes interprétations, et j'ai le sentiment pénible qu'elle « gobe » tout cru ce que je lui donne, ce qui m'incite au silence prudent.

On sent une fragilité très grande alliée à un désir de tout maîtriser, y compris l'autre. Elle se plaint d'une vie affective chaotique et de problèmes sexuels miraculeusement guéris par un sexologue, il y a quelques années.

Parfois, quand une question l'embarrasse, elle extrait de son visage une expression drôle et charmante – mutine –, et ses yeux pétillent avec son sourire. Je me suis surprise à me demander, à ces moments-là, à qui elle parlait, et pour quel interlocuteur elle se sentait obligée de composer ce visage de séduction espiègle et hors du temps, censé désarmer quelque chose ou quelqu'un.

Elle dit d'elle-même, avec un sourire irrésistible : « Je suis une grande séductrice, j'accumule les conquêtes. » En voyant ce sourire, on se dit que cela ne doit pas être difficile, mais apparemment cela ne la rend pas très heureuse.

© Groupe Eyrolles

175

Je le lui fais remarquer et elle acquiesce les larmes aux yeux. Ce sera le seul moment où elle laissera passer quelque chose de plus personnel dans son expression. Oui, elle aimerait bien vivre un « grand amour qui dure ». Or, aucune de ses liaisons ne dépasse quelques mois.

Parlant de sa famille, elle en veut beaucoup à son père qu'elle adore et dont elle parle avec un mélange d'admiration et de hargne, comme d'un mal nécessaire dont elle ne se débarrassera jamais. « C'est quelqu'un à qui on ne peut s'opposer », dit-elle. « Cela le rend trop triste et parfois très en colère quand on ne pense pas comme lui. Maintenant, j'évite de le contredire. » Elle le trouve très drôle dans sa vision du monde, y compris quand il descend sa psychanalyse en flamme avec un humour mordant. Souvent, il lui demande : « Quand en auras-tu fini de te regarder le nombril ? »

Ses parents l'adorent et la comblent de conseils et de bienfaits : cadeaux et argent viennent récompenser la soumission de Karine. Un appartement lui est offert et ils tiennent, surtout la mère, à le meubler à leur goût. Pas un objet ne doit être choisi sans l'accord de la mère. Lorsque Karine commence à exprimer sa lassitude devant les intrusions de sa mère et que je le lui fais remarquer, elle écarte avec feu toute possibilité de s'y opposer : « Je leur dois tout, vous comprenez ! » Lorsque je suggère que le prix à payer pour cette soumission est très élevé, Karine éclate d'un rire nerveux et me dit : « D'ailleurs, je ne peux pas me passer d'eux, ils sont propriétaires de mon appartement, et c'est ma mère qui a fait la déco ! Ils s'invitent tout le temps. »

Tout va très vite avec Karine qui rompt sans cesse et tombe amoureuse dans la foulée. Peu après le début de sa psychothérapie, elle avoue éprouver un tendre sentiment pour son chef hiérarchique et commence une « histoire sérieuse avec lui ». Ils sont tous deux des « bourreaux de travail », dit-elle fièrement, et ils partagent le même

© Groupe Eyrolles

bureau. Et d'ailleurs, ils sont si fatigués que le soir, ils vont « se détendre en allant faire trois heures de sport intensif dans une salle de gym ». Après de longues journées de travail auxquelles s'ajoutent de longs déplacements du domicile de son ami au sien, Karine s'étonne d'être fatiguée après trois heures de gymnastique. D'ailleurs, elle « ne dort pas puisqu'ils font l'amour toute la nuit », dit-elle en éclatant d'un rire strident.

J'amène Karine à réfléchir sur ses besoins véritables et à s'ancrer en elle-même, mais peu à peu, elle arrive à tous ses rendez-vous dans un état de panique totale, stressée et très en retard. Elle les annule parfois au dernier moment : une grippe, la fatigue, le trafic.

Lorsque je lui dis qu'elle a du mal à venir et que je l'invite à en rechercher la « vraie » cause, elle répond, comme elle le fait toujours : « Ce n'est pas de ma faute, le trafic est très mauvais ce matin. » Poussée à explorer les raisons de ses difficultés, je lui propose d'entrer enfin dans le vif du sujet et de se rapprocher d'elle-même pour mieux profiter de ses séances. Elle explique qu'elle est de plus en plus fatiguée et qu'elle ne peut pas se reposer, car il faut qu'elle suive son amoureux qui ne supporte pas qu'on lui dise « non », sans compter les séances de sport en soirée qui, ajoutées au travail et aux transports, l'épuisent. Karine ne sait pas dire « non » et ne veut pas apprendre à le faire dans sa vie professionnelle. Dire « non » viendrait signer une identité, une personnalité, une capacité à avoir un désir et un projet, c'est-à-dire à se différencier, voire à se séparer de ses parents et à quitter l'enfance.

Or, si l'on y réfléchit, sa dépendance comporte bien des bénéfices secondaires. Trop, malheureusement, et son père le sait bien lorsqu'il tourne en dérision toutes ses tentatives pour établir sa liberté de penser.

Elle s'identifie à l'image superficielle de la parfaite petite-fille dans laquelle ses parents l'enferment, et le rapport de séduction

© Groupe Eyrolles

177

fusionnelle qu'elle entretient avec son père (ou qu'il entretient avec elle) la pousse à rechercher dans sa vie affective des hommes qui vont exiger le même style relationnel.

À toutes mes interprétations, Karine rétorque avec une colère grandissante qu'elle va très bien et que de toute façon il est inutile de l'amener à envisager d'autres rapports avec ses parents. Ils sont partout. Il n'y a rien à faire à cela !

Lorsque je l'invite à constater qu'elle est tout le temps malade et que, quel que soit le soin qu'elle apporte à son apparence, elle ne peut continuer à prétendre aller bien, qu'elle répète avec son ami ce qu'elle vit avec son père et qu'elle a tout à fait le droit d'écouter sa fatigue, de la dire et de négocier un autre emploi du temps plus respectueux de sa nature, Karine nie farouchement et part très en colère.

C'est du vert paradis de l'enfance, de ses illusions, de l'idéalisation qu'elle fait de sa famille que Karine ne veut pas sortir. Les parents non plus ne veulent pas la « lâcher ». Elle annulera pour des raisons diverses les entretiens suivants et, peu à peu, cessera de venir.

Oui, c'est moi !

Être clair. Se positionner sans crainte, c'est ce que le langage courant appelle souvent « avoir confiance en soi ». Mais pour avoir confiance en soi, il faut… avoir un Soi, et le connaître. En avoir délimité les contours, la consistance, les faiblesses et les forces. Parler, c'est le début de la construction de soi, et Karine se fait beaucoup de tort en esquivant cette étape. Car à la longue, c'est une sorte d'anesthésie ou de léthargie qui va s'installer en elle, un vide intérieur qui va aggraver son mal-être. Plus tard s'installeront les maladies, l'épuisement.

© Groupe Eyrolles

Qu'est-ce que je sens ? Qu'est-ce que je souhaite ? Ces questions sont essentielles pour commencer la communication de ce désir à l'autre. Et enfin la transaction qui va permettre l'action.

Il est piquant de constater comme peu de gens acceptent d'entendre avec simplicité ce que l'autre dit de lui-même. C'est que la *relation* exige, entre deux personnes, la prise en compte d'un troisième élément : la relation elle-même. L'amour est un « travail » et une « intelligence relationnelle » qui passe bien entendu par une intelligence de soi, mais aussi par une prise en compte du langage et des mécanismes de la communication.

C'est en refusant ou en acceptant clairement les éléments d'une relation à l'autre que l'on se construit... et que se construit la relation. Bien sûr, le « non » est une séparation, mais pour ma part, je la vois plus comme une *différentiation* que comme un schisme. Si vous le pratiquez d'emblée, tranquillement, vous constaterez qu'un bien-être s'installe immédiatement dans votre poitrine et que ce refus passe très bien auprès de l'autre. Quelque chose se construit qui vous est personnel, à deux !

Mais pour dire non, il faut se préférer. S'aimer suffisamment. Cesser de concevoir sa vie comme une suite de satisfactions que l'on donnera aux parents. Aux autres. Vous n'êtes pas là pour cela, mais pour être fidèle à vous-même.

Construire son identité se fait au quotidien.

© Groupe Eyrolles

Rendez-vous avec vous-même

➤ *Notez ici les choses importantes pour vous.*

Ne notez pas des choses comme « mon enfant » ou « mon mari », mais les choses que vous faites *pour vous-même*.

Aujourd'hui :

....

....

....

....

....

....

....

....

....

....

....

....

....

....

....

....

....

....

....

....

....

....

© Groupe Eyrolles

Demain :

....
....
....
....
....
....
....
....
....
....
....
....
....
....
....
....
....
....
....
....
....
....
....
....
....
....
....
....

© Groupe Eyrolles

181

➤ *Depuis quand n'avez-vous pas dit « non » ?*

Repensez à votre journée et notez ici les moments où vous avez dit « non » :

....

....

....

....

....

....

....

....

....

....

....

....

....

....

....

....

....

....

....

....

....

....

....

....

© Groupe Eyrolles

Notez ci-dessous les moments où *vous auriez dû* dire « non » :

....
....
....
....
....
....
....
....
....
....
....
....
....
....
....
....
....
....
....
....
....
....
....
....
....
....
....

© Groupe Eyrolles

183

Pensez à demain et aux jours suivants, et notez ci-dessous les situations où vous souhaitez dire « non ». Entraînez-vous à le faire ici, calmement, avec les bons mots.

....

....

....

....

....

....

....

....

....

....

....

....

....

....

....

....

....

....

....

....

....

....

....

....

....

© Groupe Eyrolles

QUATRIÈME PARTIE

Le retour du bonheur

Chapitre 9

L'inconscient est transgénérationnel

Histoire de Sandrine
qui « est » sa grand-mère

« Je ne cherche pas à me délivrer, docteur Taliaferro, coupa-t-il.
Depuis quand la vérité est-elle un fardeau
pour un honnête homme ? »
William STYRON, *Un matin de Virginie.*

Les secrets de famille

Avant la guérison du cœur et le retour du bonheur, il faut parfois se transformer en Sherlock Holmes pour comprendre d'où peuvent venir certaines dispositions surprenantes concernant l'*Aujourd'hui* et la dépression de certains patients. Chacun s'y met d'ailleurs volontiers, comprenant peu à peu l'importance d'une préhistoire qui remonte aux générations précédentes, prenant conscience des ravages que certains secrets de famille produisent sur leur vie ou sur celle des générations suivantes, et ainsi de suite.

« Je viens ici pour arrêter quelque chose. Cela ne passera pas. Mes enfants ne l'auront pas. J'y veillerai ! », assure Anne-Marie à la suite du dévoilement d'un secret de famille qui a pesé lourd sur sa

© Groupe Eyrolles

187

destinée. On vérifie alors que, comme le dit le dicton, les enfants paient pour les *fautes* de leurs ancêtres. À ceci près qu'il n'y a pas toujours de *fautes* (et de coupables), mais parfois des *faits* (et de l'ignorance).

Questionnant les derniers témoins vivants (oncles, tantes, cousins éloignés ou grands-parents) sur une histoire familiale beaucoup plus complexe qu'on leur avait fait croire, certains découvrent avec stupeur des événements que la famille avait cachés, maquillés ou dont elle avait minimisé la portée.

« Maintenant, je vois clair, et j'ai l'impression d'avoir été dupée », dit Anne-Marie qui arrive à son entretien en m'annonçant qu'elle allait bientôt se faire opérer de la myopie (sic). « On m'a dit que j'avais eu une enfance heureuse, magnifique, et j'y ai cru moi-même. J'avais une belle maison, la campagne, des amis et des frères et sœurs. Je n'avais pas vu que je vivais en autiste, avec un bouclier autour de moi pour résister à la destruction. J'avais les yeux bleus et je ne ressemblais pas à mon père, ni à personne dans la famille, d'ailleurs. Ce n'est que récemment qu'on m'a dit que mon père n'était pas mon père biologique, et cela m'a foudroyée. Non pas que ma mère ait aimé un autre homme ! C'est son droit. Mais que chacun m'ait menti si longtemps *alors qu'eux étaient tous au courant*. Lorsque j'ai parlé à ma mère de mon sentiment de n'avoir pas été aimée comme mes frères et sœurs, elle a été furieuse et m'a rétorqué avec indignation : "Mais si, tu as été aimée ! La preuve, tu as quand même eu des robes Bon Point !" Vous vous rendez compte ! »

Car l'inconscient est individuel, mais il est aussi transgénérationnel. L'enfant sait tout mais il ne sait pas qu'il sait. Comme une éponge, il capte une infinité de signes concernant des faits advenus lors des générations précédentes et qui ont été soigneusement occultés, détournés ou déniés, sans pour autant cesser de se manifester à travers une multitude de détails : regards, remarques, oublis, préférences, etc.

© Groupe Eyrolles

188

Des maladies tragiques, des enfants morts, des gestes coupables soigneusement occultés, passés par les générations, car porteurs de trop de souffrance, se transmettent aux générations suivantes à travers une infinité de signes que l'enfant peinera à organiser pour leur donner sens. Des faits concernant les parents ou les grands-parents traversent les générations sans que l'on sache véritablement comment, puisque chacun s'évertue à taire les faits qui sont advenus dans la réalité. Des incestes, des mariages consanguins, des amours illicites (un mari trompant sa femme avec la mère de celle-ci, par exemple), des enfants adultérins sont souvent des drames occultés dont les conséquences traversent les générations jusqu'à ce qu'un enfant vienne se pencher sur son histoire et refasse, pas à pas, tel un petit Sherlock Holmes, le trajet inverse, s'évertuant à dire les choses qui ont été tues. À sortir de l'ombre les secrets de famille.

Comme il est émouvant ce moment où la personne prend conscience qu'elle cherchait inconsciemment à *réparer, compenser, endosser,* voire guérir des problèmes ne la concernant nullement, et qui avaient eu lieu parfois deux ou trois générations avant elle. « J'ai le vertige, tout bascule, mais ça y est, j'ai enfin les deux pieds sur le sol de *ma* vie », dit Anne-Marie en fin d'analyse. Là encore, en obligeant les personnes à se pencher sur leur histoire, la dépression peut être une seconde chance de bonheur. Elle va amener la personne à réorganiser sa vie en tenant compte du temps et en prenant mieux soin d'elle-même.

Fantasme d'éternité et dette d'amour

Lorsqu'on écoute certaines patientes, on est frappé de la complexité de certains liens. Le lien mère-fille, donné comme évident et automatiquement harmonieux, en fait partie. J'en veux pour preuve la publicité qu'en fait une marque de vêtements

© Groupe Eyrolles

destinée à habiller, d'un même style, la fille, la mère, et même la petite-fille.

Le détachement de la mère est un des plus difficiles qui soit, tant le lien a parfois été étroit, et tant il est difficile de se séparer de quelqu'un avec qui on a eu un lien vital et que l'on fantasme comme un *double*, avec lequel la « mêmeté » sera enfin possible. Bien entendu, la réalité de ce fantasme de la mère (ou de la fille) vécue comme un autre soi-même, et donc comprenant tout, n'existe pas. Et il y a autant de différences entre une mère et sa fille qu'entre un homme et une femme.

Et cette difficulté, à l'image d'une homosexualité inconsciente, pèsera lourd sur la vie affective de la jeune femme qui recherchera, dans le corps et dans les comportements de l'homme aimé, le corps de sa mère (et bien entendu ne l'y retrouvera que très partiellement). Ou même fuira la sexualité avec un homme, dans une nostalgie et une déception perpétuelles.

Ce cas de figure est l'un de ceux qui mettent en échec bien des liens conjugaux ; parmi les couples qui viennent me voir, j'entends souvent des petites-filles qui réclament à leur mari d'être leur mère.

Les femmes sont souvent piégées dans des rôles peu clairs que la société leur impose souvent, et qui les amènent à assumer des fonctions fort lourdes. Traditionnellement (et même si ce rôle tend à disparaître), il incombait autrefois à la fille de s'occuper, au détriment de sa propre vie, de ses parents âgés. Comme si les femmes devaient toujours payer une dette d'amour sacrificielle.

L'histoire de Sandrine montre bien comment s'enchevêtrent ces différents éléments et comment une *dette d'amour* peut s'éterniser dans le temps et immobiliser durablement une jeune femme dans sa vie amoureuse et, ce qui est très grave, dans sa fécondité, surtout lorsque sa nature généreuse et ses prédispositions psychiques la pousse à ne pas se préférer.

© Groupe Eyrolles

190

Il est frappant de voir comme parfois l'âge psychique se révèle sur l'apparence physique. Certains visages portent beaucoup plus que leur âge, et d'autres, au contraire, semblent figés dans une éternelle jeunesse. J'ai appelé « Syndrome Peter Pan » cette manière qu'ont certains de planer hors du temps et de croire que cela va durer toujours. Cette adolescence éternelle coïncide souvent avec une absence de maturité psychique qui s'accompagne parfois d'un fantasme d'éternité. Les réveils sont terribles, car ils se font souvent à la fin de la vie, lorsque les possibilités de remaniement se raréfient. Le temps de la fécondité est passé, celui de la mise en place de la vie affective aussi. « Il est trop tard ! » vient sceller des perspectives essentielles. **La dépression - heureusement ! - vient parfois mettre le holà dans cette momification de l'être qui, petit à petit, retrouve son âge véritable et… l'urgence de vivre son désir. Dans ce cas, en particulier, on peut dire que la dépression est un mal pour un bien.**

Nous avons constaté qu'il est courant que les enfants soutiennent inconsciemment leurs parents lorsqu'ils ont le sentiment que la vie a été cruelle avec ceux-ci. Il est courant aussi qu'ils deviennent (d'autant plus si ceux-ci sont âgés ou malades) les parents de leurs parents. Ils peuvent même y laisser les très belles années de leur jeunesse. Parfois, les enfants s'évertuent à réparer des épreuves passées en investissant toute leur énergie. Ceci en stoppant littéralement le temps dans leur propre vie.

Quelquefois, pensant bien faire, ils répètent l'histoire passée d'un des leurs, au détriment de leur propre bonheur. Ils ressentent comme une trahison intolérable l'éventualité d'abandonner le parent (la personne physique, mais aussi le parent intérieur) dont ils ont été le soutien affectueux. D'autant que ces positionnements s'accompagnent souvent d'une intrication des vies affectives, matérielles et financières. Quand ce n'est pas de la vie sexuelle.

C'est le cas de Sandrine que nous explorons ci-après.

© Groupe Eyrolles

191

Sandrine est une poupée russe

Lorsque j'ai vu entrer Sandrine, charmante, enjouée, les yeux pétillants et la mine enfantine, j'ai pensé à la petite compagne de Peter Pan, la Fée Clochette. Je lui ai donné au maximum une vingtaine d'années, impression accentuée par sa petite taille, sa manière de s'habiller et de parler, sa vivacité.

Sandrine est une jeune femme de trente-huit ans, fine et intelligente, qui vient me voir « sans symptômes précis », me dit-elle. Elle ne se sent pas bien et pleure tout le temps, alors qu'elle a « un bon job, un fiancé adorable depuis dix ans, des parents attentifs très gentils », mais elle se sent inexplicablement triste et ne sait pas pourquoi. D'ailleurs, cela l'énerve, elle « pleure dès qu'elle ouvre la bouche, elle est une vraie rivière ! »

Après quelques séances, le paysage de sa vie est nettement moins rose : ses parents arrivent à la retraite et il est question que, sur le désir du père, ils quittent la région parisienne pour retourner dans le Sud-Ouest, habiter dans la grande maison familiale où la grand-mère, une maîtresse-femme, a réuni tous ses enfants sous son toit. Le père est enthousiasmé à l'idée de retourner chez sa mère, mais son épouse est désespérée par ce choix qui va l'éloigner de ses filles et de son environnement familier à Paris.

Cette éventualité est vécue par la mère et la fille comme une menace dont il faut se prémunir en intensifiant un contact déjà quotidien et étouffant. Sandrine ligue aussi la mère et la cousine contre le père, et en général, contre un « masculin » trop présent. Bien entendu, tout cela n'est possible qu'avec l'assentiment de partenaires masculins particulièrement passifs, probablement pour les raisons évoquées plus haut.

En préparation de ce déménagement (dont la date est encore imprécise), la mère exige de sa fille une présence « préventive » assidue et réparatrice : elles doivent se voir chaque week-end et

© Groupe Eyrolles

« faire des tas de choses ensemble puisqu'elle devra bientôt partir ». La maman pleure beaucoup à cette évocation, et on a l'impression qu'il s'agit d'un départ pour l'Amazonie plus que d'un déménagement à quelques heures de TGV !

Ce qui frappe dans les premières séances de sa psychothérapie, c'est le ton léger avec lequel elle raconte l'invraisemblable intrication de leurs deux vies. Plus encore, l'insouciance avec laquelle elle décrit ce que l'on peut appeler une forme d'inceste mental est absolument sidérante, d'autant qu'il s'accompagne d'un fantasme d'éternité[1].

L'effet de *l'Utérus Extensible** exploré par Aldo Naouri, pédiatre formé à la psychanalyse, touche fréquemment les filles qui vivent parfois secrètement leur histoire avec leurs mères à l'image des poupées russes, l'une dans l'autre, dans une fusion d'identité.

Les conflits familiaux éclatent violemment dès que Sandrine demande un peu plus de liberté. Soutenue par sa psychothérapie, elle ose maintenant réclamer quelques week-ends pour elle-même où elle n'assistera pas au sacro-saint déjeuner du dimanche, pas plus qu'à l'après-midi de shopping avec sa mère et sa jeune sœur.

La sœur de Sandrine a longtemps été atteinte d'anorexie lorsqu'elle était tout bébé. Elle a ensuite évolué vers une forme légère d'épilepsie qui a lentement cédé à l'adolescence. Sandrine en était excédée et ne cache pas avoir été violente avec sa cadette, n'hésitant pas à la rouer de coups. Elle parle de tout ceci avec un grand sourire, les yeux humides, avant d'ajouter d'un ton léger qu'elles ont souvent échangé leurs amants.

---

1. Sur ce sujet, on lira avec profit les ouvrages suivants : Françoise Héritier, Boris Cyrulnik, Aldo Naouri, *De l'inceste*, Odile Jacob, 1994 (en collection Poche Odile Jacob, 2001), et l'ouvrage d'Aldo Naouri, *Les mères et leurs filles*, Odile Jacob, 2003.

© Groupe Eyrolles

193

D'autre part, sa relation à son fiancé frappe par son immobilisme : ils ne vivent pas ensemble bien qu'ils « se fréquentent depuis plus de dix ans », et Sandrine se trouve « bien comme cela ». Sans aucun embarras, elle me signale que ce fiancé a été, il y a peu de temps, l'amant de sa mère, celui de sa cousine et de sa sœur. Cela semble arranger tout le monde puisque le jeune homme travaille dans l'entreprise du père de Sandrine. D'ailleurs, un ancien amant de Sandrine est aujourd'hui l'amant de sa mère. Personne n'en est choqué ni incommodé.

On mesure comme, dans cette famille, les barrières entre les générations sont peu définies et comme, littéralement et à travers leurs différents amants, Sandrine et sa mère (mais aussi sa jeune sœur avec Sandrine, la mère de Sandrine et sa propre sœur, etc.) vivent de véritables incestes par personnes interposées. Tout est mis en place pour éviter les grandes étapes de la vie, et les choix qu'elles imposent.

Au détour d'une phrase, Sandrine m'apprend, sans en être étonnée outre mesure, qu' « en dix ans, elle n'a jamais été chez son fiancé et ne connaît même pas son appartement ». D'ailleurs, « il est encore marié et en excellents termes avec son épouse dont il n'a jamais divorcé ».

« Il a eu une histoire difficile et une enfance malheureuse, car il a toujours été rejeté », dit Sandrine, prompte à tout excuser chez un garçon qui ne semble pas lui offrir beaucoup. Quelque temps plus tard, il est interné pour troubles psychiatriques et dépression, et fait parvenir à Sandrine une lettre de rupture très claire et assez sèche.

Commence alors un épisode interminable de souffrances pour Sandrine qui ne veut pas rompre et relance toujours son ami, exigeant « une réponse », tandis que lui, manifestement, est dans la fuite évasive, redoutant de devoir s'infliger à lui-même le désagréable moment où il va décevoir. Cette étape se prolonge fort

© Groupe Eyrolles

194

longtemps. Trop longtemps. À tel point qu'on a l'impression que la relation qui semblait avoir peu de substance vitale se poursuit « en respiration artificielle » (c'est d'ailleurs ce que dit un jour Sandrine).

Il est étonnant de voir comment Sandrine s'y prend pour oblitérer le passage du temps et ne pas accepter de faire des choix. En effet, faire des choix implique de perdre quelque chose pour obtenir autre chose. Les e-mails ambigus succèdent aux messages téléphoniques à double sens, de manière que Sandrine se persuade rapidement que leur histoire n'est pas finie. Et lorsque je m'étonne du goût de Sandrine pour un homme qui ne va pas bien et la fait interminablement attendre sans s'engager, elle associe son intérêt pour celui-ci à son amour pour sa propre mère et à l'histoire de cette dernière.

C'est bien sa propre mère que Sandrine aime à travers son ami. Celle-ci aussi a eu une enfance difficile : rejetée par sa mère, placée en nourrice dès sa naissance, elle l'a attendue interminablement avant d'être à nouveau accueillie au foyer familial pour être traitée comme une Cendrillon. Couchée sur une paillasse à même le sol, corvéable à merci, affamée, la mère fut l'esclave de la famille, une petite Cendrillon qui n'en finit pas de quêter auprès d'un illusoire prince charmant, l'amour qu'elle n'a pas eu dans l'enfance.

Stupéfaite de ce parallèle, Sandrine n'hésite pas à demander à sa mère des détails sur sa propre histoire et la raison pour laquelle elle a été si mal traitée après avoir été exclue du foyer familial. Celle-ci prend goût à cette recherche et collabore activement. Après quelques hésitations, elle lui répond : « Il y a beaucoup de choses que je ne sais pas, et ta grand-mère est maintenant décédée : je ne peux lui demander de détails ; mais je ne vois qu'une explication : mes parents vivaient dans un tout petit village de Bretagne. Ma grand-mère paternelle – l'arrière-grand-mère de Sandrine – voulait que sa fille épouse un "beau parti", mais ma mère est tombée amoureuse

© Groupe Eyrolles

195

du cabaretier, un beau garçon très pauvre ; elle m'en a parlé comme d'un grand amour.

Ce n'est pourtant pas lui qu'elle a épousé, puisque la grand-mère l'a interdit. Et le mariage a eu lieu précipitamment avec un notable du village qui est mort peu après à la guerre, lui laissant deux enfants. » Une de ces enfants est la maman de Sandrine qui fut rapidement évincée à sa naissance et placée en nourrice, au loin, tandis que le reste de la famille était recueillie au domicile de la grand-mère paternelle.

Il semble évident à Sandrine que sa mère fut la fille illégitime et la petite Cendrillon de la famille, car elle était l'enfant de l'amour, la fille adultérine du cabaretier, et jamais la famille légitime ne le lui pardonnera.

Sandrine pleure beaucoup sur l'histoire de sa mère qui envahit ses séances. L'enfant thérapeute, le petit coupable innocent, celui qui fait toujours passer l'intérêt des autres avant le sien dans une perpétuelle tentative pour guérir la famille, ne pas faire de chagrin à qui en a tant eu, se met à envahir la vie de Sandrine : « Ma mère est dépressive depuis son enfance, je suis son antidépresseur. Elle m'appelle son rayon de soleil et me dit que sans moi elle serait morte. »

Progressivement, elle comprend qu'à travers son fiancé, un jeune homme à l'enfance difficile, toujours repoussé par les siens, c'est à sa mère qu'elle jure fidélité. C'est elle qu'elle aime, qu'elle veut soutenir et dont elle veut réparer le destin malheureux. Elle a donné sa parole d'enfant pour l'éternité. « Je ne peux quand même pas l'abandonner », dit-elle, alors qu'il ne répond plus à ses lettres depuis six mois.

Peu à peu, Sandrine retraverse son histoire et comprend que par un effet de « poupées russes », elle répète l'histoire de sa mère, se

© Groupe Eyrolles

proposant comme réparatrice du passé de celle-ci et se complaisant, à travers son fiancé, à un étrange inceste mental avec celle-ci.

Les unes dans les autres se fantasment dans la même peau, dans la même enveloppe. Niant le passage du temps, et réunies dans un fantasme d'éternité. Elles *s'épousent* littéralement, étroitement enlacées à travers le temps. Personne ne meurt jamais puisque la fille, puis la petite-fille, sont les répliques de la grand-mère.

Une note ici s'impose sur ce terme d'inceste mental. Il peut sembler étrange de parler « d'inceste » alors que ni Sandrine, ni sa maman n'ont ensemble de relations sexuelles.

La littérature abonde pour décrire cette relation particulière : « Ma mère (…) était une femme charmante et j'étais amoureux d'elle (…) je voulais couvrir ma mère de baisers. Elle m'aimait à la passion et m'embrassait souvent ; je lui rendais ses baisers avec un tel feu qu'elle était obligée de s'en aller. J'abhorrais mon père quand il venait rompre nos baisers. », écrit Stendhal, dans *Vie de Henry Brulard*. Épisode qui illustre bien l'événement appelé « complexe d'Œdipe », et qui a lieu entre trois et cinq ans.

Freud avait d'ailleurs scandalisé ses contemporains en plaçant comme hypothèse de travail que tout était sexuel. Et on a tôt fait de lui faire un mauvais procès, en réduisant *le sexuel* à la sexualité génitale et au contact des organes génitaux. En fait, derrière la sexualité, c'est bien de la pulsion de vie dont parlait Freud, cette énergie qui nous pousse en avant et nous maintient en vie, nous amenant à mettre en place, à travers les différents stades de la maturation sexuelle, les grandes étapes de notre destin sur terre.

Mais on voit bien ici que Sandrine et sa mère, reproduisant ce qui s'est passé à la génération précédente, « s'épousent » littéralement, et que toute leur énergie vitale passe non pas à alimenter une sexualité avec un homme, mais à l'alimenter l'une par l'autre, dans une homosexualité latente qui ne dit pas son nom.

© Groupe Eyrolles

197

Il n'est pas indifférent de dire ici que Sandrine a réussi à lâcher son agrippement à son ami… et surtout à sa mère. Elle a donc quitté *l'Utérus Virtuel** où celle-ci la maintenait prisonnière, hors du temps. Et parfaitement inconsciente des dommages que cette vie sans repères pouvait créer dans son destin de femme.

Le ciel ne s'est pas écroulé pour autant comme elle le craignait, car sa mère a enfin entrepris d'aborder, avec un psychanalyste, sa propre dépression. Sandrine va très bien et elle dit qu'elle « découvre pour la première fois le sens du mot bonheur ». Après avoir longtemps nié son désir d'enfant et déploré qu'elle « ne voyait personne avec qui tomber amoureuse, et encore moins construire une famille », elle a entamé avec enthousiasme un nouvel épisode affectif avec un collègue de travail qu'elle voisinait depuis… cinq ans (*sic*). J'ai reçu hier l'annonce de leur mariage et je leur souhaite bonne route.

© Groupe Eyrolles

198

Rendez-vous avec vous-même

Faites ci-dessous, et de manière succincte, un petit arbre généalogique. À la seule différence : c'est vous qui allez être le tronc de l'arbre. Notez autour de vous les parents, les grands-parents, et placez les proches ou lointains de vous-même sur la page.

....

....

....

....

....

....

....

....

....

....

....

....

....

....

....

....

....

....

....

....

....

© Groupe Eyrolles

Regardez ce petit « sociogramme » et faites le vôtre : réfléchissez.

- Y a-t-il des zones d'ombre que vous décelez ? Notez-les par un point d'interrogation.

- Quelles sont les relations de ces personnes entre elles ? Bonnes ? Signalez-les avec une flèche. Inexistantes ? Laissez un blanc.

- Y a-t-il des personnes que vous ne voyez jamais, et pour quelles raisons ?

- Notez la réciprocité par une flèche dans les deux sens.

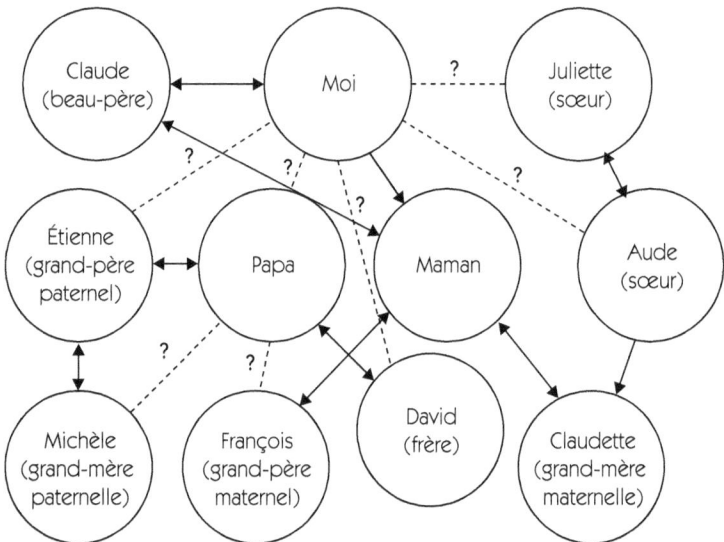

© Groupe Eyrolles

Le retour du bonheur

© Groupe Eyrolles

Chapitre 10

Le retour du bonheur

Histoire de Marie,
la Belle au Bois Dormant

*« On ne naît pas ce que l'on est,
on le devient. »*
Michel ONFRAY.

On ne naît pas ce que l'on est, on le devient

« Je ne veux, en toute circonstance, n'être qu'un homme qui dit
oui ! » Ce cri de Nietzsche vient à point nommé pour illustrer ce
que pourrait être, pour un ancien déprimé, la délivrance. La sortie
de ce trou d'air qu'a été la dépression. Le retour à la joie de
connaître son désir et de dire oui à la vie. De *sentir* enfin la vie
dans son corps.

J'entends encore les paroles de Marie, Sandrine, Anna mais aussi
François, Mathieu, Hélène, Karine, Michèle et les autres, évoquer
cette sorte de récession (comme on dit « récession économique »)
dans l'économie psychique de leur vie. Comme si quelque chose
d'important risquait d'être manqué, non vécu, oublié, si ce travail
analytique n'était venu donner corps à un désir profond et

© Groupe Eyrolles

réorienter toute une vie. La faire enfin exister. « On ne naît pas ce que l'on est, on le devient », écrit, bien à propos, le philosophe Michel Onfray lors d'une interview qui l'opposa aux théories organicistes d'un personnage public qui « tient pour vain la connaissance de soi »[1].

Quoi de pire, en effet, que d'imaginer se retourner sur sa vie lorsque la fin s'annonce, et de constater que l'on n'a pas vécu, ou bien vécu à moitié, ou, pire encore, vécu le désir d'un autre, la vie d'un autre, d'une autre. Pour faire plaisir.

Certaines des phrases entendues lors de mes consultations méritent d'être reproduites tant elles illustrent à merveille le sentiment que la personne n'est pas dans la vraie vie et qu'elle a totalement perdu la trace de son désir. À imaginer qu'elle l'ait jamais connu. Et qu'il faut soigneusement écouter ce sentiment-là, car il débouche sur des évolutions que souvent l'on osait même pas se souhaiter. C'est un peu l'histoire de Marie.

Histoire de Marie, la Belle au Bois Dormant

« Certains disent : "je vis ma vie". Moi, je dis "je dors ma vie !" », *raconte Marie, qui a passé de longues heures à m'expliquer, en se contredisant, comme sa vie d'épouse était agréable auprès d'un mari artiste talentueux, et surtout depuis qu'elle avait abandonné son travail pour élever ses deux garçons. Et d'ailleurs, affirme-t-elle, elle n'a nul besoin d'une analyse, et en deux ou trois séances son léger malaise sera réglé.*

Marie a l'air d'une « princesse au petit pois », vous savez, celle qui est sensible – très sensible –, et sent la présence d'un petit pois sous les douze matelas de son lit. Elle est diaphane, toujours impeccablement habillée de petites blouses à col Claudine en coton

---

1. Interview de Nicolas Sarkozy par Michel Onfray, orchestré par *Philosophie Magazine*, Paris, 2007.

© Groupe Eyrolles

Liberty. Elle annule ses séances, ne vient pas, s'exprime avec gêne et un excès de précautions oratoires, comme si elle était dans un salon mondain en train de prendre le thé. Son visage très enfantin est gonflé, et elle s'habille comme une petite-fille de bonne famille, me regardant avec effarement si j'emploie un vocabulaire trop direct. Je me surprends d'ailleurs à avoir envie d'en abuser tant sa présence est parfois surfaite.

« Vous avez du mal à venir », lui suggérai-je, après une énième annulation. Elle avoua, avec gêne, qu'elle n'avait pas entendu le réveil à 17 heures et qu'elle passait l'après-midi au lit à dormir, écroulée de fatigue et que, pour cette raison, elle manquait ses séances. Elle ajouta que c'était sans doute parce que les tâches ménagères l'accablaient, qu'elle était si fatiguée... et qu'il était normal qu'elle ait besoin de faire la sieste tous les jours. D'ailleurs, ajouta-t-elle, elle n'était pas assez aidée à la maison, elle croulait sous le travail, à tel point qu'il fallait absolument qu'elle dorme dans la journée pendant que les deux petits étaient à l'école.

Un rapide calcul me permit d'estimer qu'une jeune femme en bonne santé, à peine âgée de vingt-six ans et dont les deux enfants sont scolarisés, n'a pas, en temps normal, besoin d'une sieste tous les jours. D'autant qu'une femme de ménage officiait trois fois par semaine, à laquelle s'ajoutait une garde d'enfants à plein temps s'occupant du ménage et allant chercher les enfants à l'école, puis les aidant pour leurs devoirs avant de les coucher.

Je le lui fis remarquer, et dès lors, nous pûmes espérer approfondir la source de cette dépression qui s'exprimait à pas feutrés dans cet excessif besoin de sommeil, celui-ci jouant souvent le rôle d'un anesthésiant et d'une suspension du temps.

Au retour d'un séjour chez ses parents, Marie constate en séance que sa mère « a l'air d'un vieux sandwich » (sic). Du bout des lèvres, Marie confesse ensuite qu'elle et son mari n'ont plus de

© Groupe Eyrolles

rapports sexuels depuis plus de dix ans. D'ailleurs, si elle doit faire des siestes, c'est parce qu'elle n'arrive pas à dormir avec lui. La nuit, il se lève, cherche ses béquilles, et parfois même tombe ; elle doit alors se lever pour l'aider. Des béquilles ? C'est ainsi que j'apprends, sans que jamais elle en parle directement, l'infirmité du mari de Marie qui a eu, il y a cinq ans, un grave accident de voiture, celui-ci venant s'ajouter à une santé déjà précaire.

Marie tient à me rassurer (?) : « Je vous rassure, j'aime profondément mon mari et je suis très heureuse avec lui. » Lorsque je m'étonne, après coup, du ton très particulier qu'elle emploie pour le rabrouer, en séance, Marie, un peu gênée, m'avoue que « ses mains sont comme du papier de verre sur son corps et qu'elle ne le supporte plus, mais elle n'ose pas faire lit à part de peur de le blesser ». Il a sans cesse besoin d'elle pour la moindre chose, et elle ne supporte plus qu'il continue de jeter ses papiers par terre et à lui demander de les ramasser, ou bien à égarer les objets dont il a besoin.

La situation devient, le temps passant, tout à fait explosive : « Il ne s'occupe jamais des enfants, dit-elle, il est un très mauvais père », et elle n'en peut plus d'être son chauffeur, sa servante, sa secrétaire, etc. Bien que très handicapé dans ses mouvements, chaque soir elle le voit mettre en place, concentré à l'excès, une nouvelle tentative qui exaspère Marie tant il est maladroit. Elle l'accable alors de reproche et le harcèle de conseils. Je suggère à Marie que j'entends dans ses séances que son mari aime tendrement ses garçons et qu'il met beaucoup de bonne volonté à leur donner à dîner, malgré son handicap. Mais alors qu'elle montre peu d'empathie pour les souffrances de son époux, Marie refuse d'envisager une séparation et revendique de l'aimer. Ce qui la plonge à nouveau dans un sommeil aussi léthargique qu'anesthésiant. Le temps passe, Marie « dort sa vie ».

© Groupe Eyrolles

Je suis frappée par la situation très cruelle où se trouvent Marie et sa famille, et de la manière dont elle l'aborde. Ethérée, fuyante, vague… Cette attitude n'arrange rien. Elle manque encore des séances, et lorsque je m'en inquiète en m'interrogeant à voix haute sur cette forme de passivité qui est la sienne devant des choix urgents, notamment en ce qui concerne l'organisation de leur vie quotidienne, Marie s'anime un peu et consent enfin à m'expliquer qu'elle a toujours été ainsi. Élevée dans une famille allemande où la « sœur aînée captait toute l'attention maternelle, car moi j'étais bien moins intéressante, je me suis habituée à laisser faire les deux têtes pensantes : ma mère et ma sœur. Elles ont toujours décidé pour moi ».

C'est lors d'une interprétation au cours de laquelle je suggère à Marie qu' « elle semble attendre que quelqu'un décide pour elle », que Marie prend conscience des raisons profondes de son attentisme.

L'emprise de sa mère était tellement forte que Marie n'a jamais protesté (ni aucun membre de la famille d'ailleurs), lorsque les deux parents, adeptes d'une secte d'origine hindoue, ont insisté pour qu'elle y participe : « Je n'ai jamais très bien compris ce qu'il y avait derrière tout cela. Il n'y avait d'ailleurs pas grand-chose à faire, qu'à assister aux réunions où nous évoquions nos problèmes sous le contrôle d'un gourou qui, pour toute difficulté, s'en remettait – après une cérémonie où l'on invoquait les puissances tutélaires en une sorte de "prière commune" (j'en tairais le nom par souci de discrétion) – à un Être suprême qui devait éclairer les membres de la secte sur la bonne conduite à tenir. La solution venait d'en haut. »

C'est d'ailleurs à la suite de ses fiançailles que, évoquant l'état de santé précaire de son mari, elle avait reçu de la secte les plus vifs encouragements. Et, dit-elle, elle connut enfin à ce moment-là « le sentiment d'être enfin aimée et admirée comme une sainte ».

© Groupe Eyrolles

207

Peu à peu, Marie s'implique dans sa psychothérapie et la vie quo-
tidienne s'organise de mieux en mieux ; la parole franche et ouverte
circule à nouveau entre elle et son mari. Marie, qui n'a jamais eu
une chambre à soi, découvre qu'elle n'a eu jusqu'ici aucune vie
intérieure, et que rien de personnel dans l'appartement familial ne
marque sa place à elle. Elle n'est « que » mère et n'existe pas en
tant que femme. Elle lit avec enthousiasme le livre de Virginia Wolf,
Une chambre à soi, *et décide d'aménager son coin dans un angle du*
séjour. La vie reprend son cours avec un peu plus d'aisance et
d'intimité, et les enfants sont ravis de courir aux côtés de leur père
qui, malgré ses résistances, accepte enfin d'utiliser une chaise rou-
lante électrique, ce qui autorise enfin les longues promenades en
forêt dont rêvait Marie. L'équilibre semble retrouvé, à tel point que
Marie interrompt brusquement son travail analytique.

Mais un an plus tard, elle me recontacte car elle n'en peut plus, la
colère et la violence ont repris et, après une courte embellie, leur
vie sexuelle s'est à nouveau tarie ; le couple vient d'envisager, à
l'instigation de Marie, une séparation.

En fait, c'est Marie qui veut considérer cette éventualité en ana-
lyse. Son attitude assez froide me frappe, mais dans un premier
temps, elle n'en donne pas la raison profonde. Beaucoup plus tard,
elle confesse en rougissant avoir rencontré sur Internet un homme
qui lui fait enfin découvrir les plaisirs de l'amour, et elle réalise
que, toutes ces années avec son mari, elle était frigide. Aujourd'hui,
elle est transformée, vêtue et maquillée comme une femme, et c'est
d'un pas ferme qu'elle vient à tous ses rendez-vous.

Le divorce sera long et chargé de culpabilité pour Marie qui sera
amenée à retraverser son histoire familiale et la personnalité de sa
mère, et surtout de sa grand-mère maternelle, une sorte de
« monstre sans entrailles » (sic) *incapable d'affection pour les*
siens, et de sentiments humains. Ce lent cheminement fera de Marie

© Groupe Eyrolles

208

une femme adulte, bien vivante. Elle et son mari trouveront un arrangement qui lui permettra de continuer à veiller sur lui, même après leur divorce.

Heureusement, de son côté, le mari de Marie, que celle-ci décrivait comme dénué de tout charme physique, retrouve une amie d'enfance, son premier amour, elle aussi en plein divorce. Ils s'entendent à merveille et une nouvelle vie commence.

Chacun peut ainsi reprendre avec un autre compagnon une vie plus vivante. Et je ne pousse pas plus loin le travail analytique de Marie, sachant qu'à coup sûr, elle sera un jour amenée à poursuivre, hors d'une situation de crise, son travail de maturation personnelle, en travaillant notamment sur son « Faux Self » et sa froideur psychique, à l'image de la terrible grand-mère.

Sur le pas de la porte, cependant, elle consent à esquisser une démarche future en me remerciant et en me confirmant qu'il « faut apprendre à faire parler son ventre ».

Les mères « parfaites » ou les mères « saintes » reviennent souvent dans les analyses de mes patients. Les mères « anxieuses » aussi. Plus celles-ci se sont parées de leur fonction maternelle comme d'une fonction sacrée que l'on ne remet pas en question, plus il est difficile à leurs enfants de s'exprimer en contradiction avec la manière dont ils sont aimés et de faire évoluer les choses. Je suis parfois touchée de voir comme les enfants tentent inlassablement d'entrer en communication moins superficielle avec leurs parents, qui souvent s'entêtent à se cacher derrière leur fonction, refusant le dialogue.

C'est le cas de Frédéric qui se plaint de colères subites qui n'ont jamais de rapports directs avec l'événement présent. Et qui lui donnent envie de frapper son épouse. « Ma femme est hors la chair », arrive-t-il à prononcer plus tard, en me disant qu'ils n'ont plus de vie sexuelle depuis six ans. Il se remémorera durant sa

© Groupe Eyrolles

psychothérapie comment la tendresse de sa mère lui a manqué. Elle qui était si parfaite, « Une vraie sainte ! », et envisagera de divorcer pour trouver auprès d'une autre femme la chaleur et la sensualité dont il manqua cruellement.

« Avec ma mère, je ne peux rien régler, pas même dire ce que je sens », dit Frédéric. « Quand je veux lui parler plus personnellement, elle me lance au visage "Je déteste les états d'âme !", et se moque de moi lorsque j'essaie de me confier à elle. Ma mère c'est : "il faut laisser la vie en dehors de tout ça !" Mais alors… ça veut dire quoi ? Qu'on est morts-vivants ! » Plus tard, bien plus tard, Frédéric trouvera les mots et le moment pour parler calmement à sa mère, et… écouter sa réponse. À sa grande surprise, elle parlera volontiers de sa propre enfance et de ses états d'âme. Un peu inquiète cependant, et demandant sans cesse : « Je ne t'ennuie pas enfin ? » Frédéric comprendra que sa mère n'a fait que répéter ce que sa propre mère avait fait avec elle.

« Quand je parle, elle m'interrompt, et la porte de ma tête se ferme. Je ne peux plus penser », raconte Emma après des mois de silence, allongée sur le divan à ne rien dire. À travers sa psychothérapie, elle a recouvré la mémoire des liens avec une mère autoritaire et colérique, dont elle a découvert sur le tard l'alcoolisme ; et surtout avec un père toujours silencieux qui ne s'est jamais intéressé à elle. Elle a enfin retrouvé le chemin vers elle-même, à travers une sorte de vide « noir et profond », dans lequel elle disait basculer à chaque fois que quelqu'un parlait en sa présence. Emma avait internalisé le « vide noir » et la dépression de son père, le portant en elle comme s'il était le sien.

Après des années d'un travail administratif qu'elle détestait, Emma a changé de métier et a monté sa propre activité en profession libérale.

Connaître son désir et mettre toutes ses forces à l'accomplir, voilà certainement une des voies du bonheur, et la raison pour laquelle

© Groupe Eyrolles

les « recettes » dont nous abreuvent abondamment les médias ne fonctionnent pas.

Car il ne s'agit pas d'être conforme à un modèle, aussi agréable soit-il, aussi « moral » soit-il, que de « persévérer dans son Être »[1].

Un gène ne commande jamais un destin humain

Derrière toutes ces histoires, n'est-ce pas celle du *sens* de la vie de chacun qui se dessine ? Et ce *sens* est tout à fait personnel et dépend de votre histoire, et surtout de ce que vous en ferez. On comprendra ici encore que les antidépresseurs et autre chimiothérapie ne peuvent aller vers la dissolution du noyau dépressif et l'émergence de la vérité.

« Un gène ne commande jamais un destin humain », martèle le généticien Axel Kahn. Les animaux ont un destin, seul l'homme a la liberté de changer le cours de son destin et d'en faire une histoire. Son histoire.

Parfois, le temps suspend son vol, comme dans le poème. Et la personne demeure, avec lui, suspendue dans un *Ailleurs* au détriment de la construction de son identité et de l'accomplissement de son désir. Le sentiment de passer à côté de quelque chose d'important se manifeste sourdement à travers malaises et somatisations. Jusqu'à ce que la personne vienne nous consulter. N'être personne rend malade, et c'est tant mieux.

Les pages précédentes ont illustré deux phénomènes qui reviennent couramment dans l'analyse des dépressions : la fréquence des répétitions avec laquelle les histoires se reproduisent à travers plusieurs générations, comme si les expériences tirées de l'enfance mettaient en place un système non seulement intangible, mais faisant office de vérité absolue et immuable. À tel point que

© Groupe Eyrolles

---

1. Spinoza.

l'on doit parfois mener une lutte acharnée contre cette « vérité issue de l'amour » que la personne refuse de questionner comme « bonne » ou « mauvaise pour elle-même », au prétexte qu'elle ferait du mal à maman (papa) qu'elle aime tant ; car tout ce qui vient de papa et *a fortiori* de maman ne peut être que bon. On est dans le Tout ou Rien, et, comme dit la chanson, « Tout est bon chez elle, y'a rien à laisser. »

L'autre mécanisme souvent observé est l'inceste sans passage à l'acte. Mère et enfant, *a fortiori* mère et fille, sont liés par un lien d'une force considérable. « L'enfant dépend de ses parents en général et de sa mère en particulier, exactement comme une plante dépend de ses racines », écrit le pédiatre psychanalyste Aldo Naouri[1].

Donald Winnicott, psychanalyste, avait observé ce lien étroit mère-enfant comme une sorte de « maladie normale » de la mère (Naouri parle de « propension incestueuse naturelle de la mère ») qui s'oublie complètement au profit de son enfant et « épouse » (j'insiste sur la double signification de ce terme) littéralement le désir de son enfant pour mieux y répondre. Tout en partageant une intimité corporelle et sensorielle profonde.

Cette « maladie » doit disparaître graduellement lorsque l'enfant grandit, au profit d'une sexualité avec un partenaire extérieur.

Il est frappant de constater que, contrairement à l'idée répandue, ce lien de proximité extrême perdure bien après les premiers mois chez les deux sexes, et dans toutes les structures psychiques. Mères et enfants « épousent » les mêmes idées, les mêmes comportements, les mêmes erreurs, mais aussi « programment » leur

---

1. Lire sur ce point les vues contrastées de l'éthologie, de l'ethnologie, de la pédiatrie et de la sociologie dans l'ouvrage *De l'inceste*, d'Aldo Naouri, pédiatre, Margarita Xantakou, anthropologue, Dominique Vrignaud, juge pour enfants, Françoise Héritier, anthropologue, Boris Cyrulnik, éthologue, aux éditions Odile Jacob, 1994.

© Groupe Eyrolles

univers sensoriel (et sensuel) de la même manière. On a l'impression que l'intimité sensorielle vécue par la mère et l'enfant va baigner l'existence d'un flot consolateur porteur de sécurité. On pensera bien sûr à la petite Madeleine de Proust.

Cette propension incestueuse sans passage à l'acte est un des obstacles les plus redoutables (car baignés des *chromos* de l'amour maternel) au changement et à la construction d'une vie à soi.

L'inceste sans passage à l'acte et l'Utérus Virtuel

L'Œdipe* est alors un des carrefours fondamentaux de la vie psychique sur lequel nous sommes souvent amenés à travailler. C'est là que se mettent en place (ou non) les grands axes qui vont orienter et structurer la vie affective et sexuelle de la personne, garçon ou fille.

Rappelons à nouveau ici brièvement en quoi consiste cette étape importante et cependant très différente pour la fille et le garçon.

Pour le garçon, confronté fort tôt au « manque » à travers le renoncement à la possession sexuelle de la mère par peur d'être castré par son père, il s'agira de rencontrer une femme (qui ressemble à sa mère) et qui lui donnera ce qui lui a manqué dans sa relation à sa mère : le « tout » sexuel dont il rêve.

Pour la fille, les choses sont nettement plus compliquées. Face à sa mère, la fille se trouve dans une position de quasi-duplication, un peu comme le sont les poupées russes (l'une dans l'autre). Pour peu que sa mère la surinvestisse ou que des événements de la vie viennent signer la disparition du père, séparateur, la fille aura du mal à désinvestir sa relation à la mère pour tenter d'investir une relation plus hétérosexuelle avec son père. Puis avec un homme qu'elle désirera et aimera. La manière dont ses parents vont réagir à cette mutation est fondamentale pour ses

© Groupe Eyrolles

213

capacités d'investir une vie sexuelle équilibrée. Un père absent la laisse seule, hésitante et inachevée face au surinvestissement maternel.

Qu'un lien trop fort entre un parent et un enfant s'éternise – on peut alors parler d' « inceste mental », car il existe des incestes sans passage à l'acte –, et l'évolution de l'enfant est mise à mal.

Les raisons de cet inceste mental, mettant à mal la grande Loi Universelle[1] qui est l'interdiction de l'inceste, sont parfois très « morales » et dues aux aléas ou aux épreuves de la vie. À la mort d'un père, l'enfant se fait le protecteur de la mère, par exemple. On voit ainsi des « filsles »[2] (d'ailleurs souvent « vieilles filles ») qui tiennent lieu de bâton de vieillesse à une mère qui les tyrannise.

Mais que l'on se détrompe si l'on croit que ces cas d'espèce sont rares. La sollicitation extrême, les « petites attentions » répétées, le basculement du paterfamilias vers le modèle de la Mère Suprêmement Aimante, ont forgé lentement ces dernières années des milliers d'enfants-rois pour lesquels aucune interposition ne vient transformer l'accouchement en une véritable *mise au monde*.

Rappelons que, spontanément, l'enfant se met au service du parent qui en a besoin, au détriment de ses besoins propres. Mais la sanction demeure terrible et la vie viendra un jour exiger son dû à travers une dépression qui obligera la personne à remettre en perspective ce qu'elle a, en toute bonne foi, gauchi dans sa propre vie. Seul un travail psychanalytique viendra remettre en perspective le *sens* (on peut alors parler de « direction ») oublié d'une vie. Avec le retour du bonheur.

---

1. La loi universelle est celle de l'interdit de l'inceste.
2. « Fille-fils ». C'est Antoinette Foucque, psychanalyste, qui a créé et exploré avec talent ce néologisme.

© Groupe Eyrolles

L'aspect hautement mortifère de l'inceste sans passage à l'acte peut être passé sous silence, non perçu par les intéressés s'épousant étroitement. Les mères de toute bonne foi interdisant métaphoriquement à leur enfant (par un excès de sollicitude) de sortir d'elles et de venir au monde.

Bien sûr, les formes sont respectées, et l'enfant grandit apparemment. Mais au fond, le temps s'arrête dans l'étouffement de la surprotection ou de la culpabilité née du désir chez l'enfant de trouver son autonomie.

L'histoire d'Hélène illustre parfaitement comment le manque de distance nécessaire et l'effacement des différences peut provoquer de la non-vie.

Histoire d'Hélène et de l'Utérus Extensible

« Je voudrais vivre et non pas me laisser vivre », dit Hélène, quarante ans, qui sort enfin de sa longue adolescence blanche, ennuyeuse, sans élan vital. Elle est toute menue et habillée modestement, avec un sourire un peu humble et une allure effacée. Elle est toute petite avec un corps d'enfant, et on dirait une petite-fille fautive, d'autant qu'elle s'excuse pour tout, même pour respirer.

Lorsqu'elle entre dans mon cabinet, elle s'essuie longuement les pieds avant de franchir la porte, sur un tapis imaginaire. Elle a toujours un mot gentil pour noter que la chaleur est agréable ou que les fleurs sont jolies. En fait, ses premiers mots ont été « Bonjour, comment allez-vous ? », tandis qu'elle me regardait dans une posture d'écoute, me plongeant ainsi dans la perplexité. En général, les personnes qui viennent me voir ne se préoccupent pas de ma santé mais de la leur, pas plus qu'elles ne sont là pour m'écouter.

Et comme elle prenait au début de chaque séance de mes nouvelles (écoutant attentivement ma réponse), j'ai dû lui expliquer que c'était elle qui m'intéressait, et non l'inverse.

© Groupe Eyrolles

215

Nul ici ne parle encore de dépression, mais la stérilité dont Hélène est victime peut en être la trace inconsciente. À quarante ans elle n'a pas d'enfants, et cette pensée lui est intolérable. Les examens confirment que physiologiquement, elle et son mari ne sont pas stériles. Mais malgré les FIV (fécondation in vitro*), ils ne réussissent pas à concevoir. Au cours de sa psychothérapie analytique, elle réalise qu'elle a passé son adolescence à étudier d'arrache-pied pour avoir ses diplômes. En ce temps-là, elle était adulée par sa mère qu'elle admirait passionnément. Sa mère est une femme de ménage qui, après le divorce avec son mari alcoolique, tient toute la famille à bout de bras et a permis à chacun d'entreprendre des études pour un métier épanouissant. Mais Hélène est la seule des quatre enfants qui a réussi à l'école (elle est aujourd'hui avocate), et ses frères et sœurs en conçoivent un fort ressentiment qui l'isole encore plus, renforçant par là son intimité avec sa mère qui la comble de petites attentions en prévenant le moindre de ses désirs.*

L'intimité qui rapproche encore la maman et Hélène – qui pourtant a du mal à concevoir l'aspect régressif proprement homosexuel de ce qu'elle vit là –, s'accroît de jour en jour. Les mots parlent d'eux-mêmes. « À vingt-cinq ans, nous partagions le même lit et j'adorais m'endormir dans la chaleur de ses seins. Le matin, ma mère me donnait de petites enveloppes avec une carte de transport et un peu d'argent de poche, parfois des petits mots tendres que je collectionnais. Et pourtant, je gagnais ma vie. Souvent, nous nous retrouvions dans son lit, enlacées, pour dormir ou regarder la télévision. Cela énervait mon futur mari et il se moquait de moi. Je n'aimais pas ça ! »

Cette tendre proximité qu'accompagne l'indifférence des autres frères et sœurs amène Hélène à soigner longuement sa mère, atteinte d'un cancer, jusqu'à sa mort. Hélène décrit les années passées au chevet de sa mère, au détriment de sa vie personnelle,

© Groupe Eyrolles

comme « une des périodes les plus heureuses de ma vie ». Et lors-que je lui fais remarquer que ses frères et sœurs pouvaient la relayer, elle consent vite à admettre qu'elle ne le souhaitait pas : « C'était ma place à moi, car moi seule je savais m'y prendre avec elle. J'étais sa fille chérie. À moi seule les compliments, les yeux brillants, la reconnaissance. » Interrogée sur le plaisir et la légèreté que l'on sent dans sa voix à l'évocation de ce moment pourtant affreusement triste, elle raconte : « Nous avons eu des moments d'intimité fantastiques ! Je triomphais, j'avais ma mère pour moi toute seule ! Nous étions bien au chaud dans la même peau... c'était fantastique ! »

Hélène essaye de décrire ce qu'elle ressent face à sa mère : « Nous sommes collées par une pâte en plastique molle d'une grande surface, posée sur de l'eau de mer. Il y a une masse de plas-tique ferme qui me rattache à elle. Je cherche à sortir un bras, une tête. Je m'asphyxie à son contact. »

L'ambiance est celle d'une sorte d'épiphanie qui fait un peu fré-mir tant elle célèbre des épousailles mortelles. Et j'ai craint qu'Hélène ne cache en son inconscient un sombre désir d'aimer sa mère pour l'éternité (ce qui est d'ailleurs le rêve de toutes les petites-filles), jusqu'à la suivre dans la mort. Il est d'ailleurs possible d'imaginer qu'elle sacrifie à sa mère sa part la plus riche et la plus vitale : sa fécondité.

Ce n'est qu'au décès de sa mère qu'elle réalise qu'elle éprouve « un certain soulagement pour sa mère qui ne souffre plus » et, dans le même mouvement d'élation, elle réalise qu'elle aime Alain, un ami d'enfance qui l'a toujours soutenue et dont elle repousse depuis toujours les avances. Ils décident de reprendre leurs études à l'étranger et reviennent pourvus de diplômes, et mariés. Mais l'hor-loge biologique a sonné. Malgré tout, Hélène s'attarde encore : « Je*

© Groupe Eyrolles

217

ne pensais pas du tout à ma vie ni à avoir des enfants, j'étais dans une sorte de vide. »

Lorsque je demande à Hélène pourquoi elle n'a pas pensé plus tôt à mettre un enfant en route avec l'homme qu'elle aime, elle n'arrive qu'à répéter avec une voix de toute petite-fille : « Je n'y ai pas pensé. » On mesure à ces quelques mots comme elle a été captée hors du temps par sa mère, petite Fée Clochette suspendue en l'air avec ses petites ailes, et ne touchant pas la terre de la réalité et du temps.

Ce positionnement est bien celui de la pulsion de mort* à l'œuvre qui repousse à plus tard (« lorsque j'aurais le temps… lorsque maman sera guérie… j'ai encore le temps… je ne suis pas importante… ça peut attendre, je ne suis pas prête, etc. ») la réalisation de soi et les choix importants qui ne peuvent être différés, reléguant à demain des échéances incontournables au profit d'une illusion d'éternité. Ce positionnement se retrouve souvent chez les filles qui sont maintenues (ou se maintiennent) dans l'Utérus Extensible* de leur mère, dans l'incapacité d'investir la maternité pour elles-mêmes et de se différencier.

Quelque temps plus tard, Hélène vient me voir dans un état de grande angoisse. Elle a déposé plusieurs dossiers d'adoption dans un état de fébrilité importante, et elle a essayé plusieurs fois la FIV : « Si je pouvais, je viendrais vous voir tous les jours tellement je sens que le temps presse, dans ma tête et dans mon corps. » Finalement, c'est une implantation d'ovule qui est décidée, à l'étranger, mais elle s'attarde, indécise, se demandant si cela va la rendre totalement mère puisqu'une partie de cet enfant ne sera pas génétiquement issue de son sang.

Voyant le temps passer sur ces longs atermoiements, tandis que le temps d'attente pour l'implantation d'ovule s'accroît, je lui propose l'image suivante : une jolie huître perlière recevant le petit greffon

© Groupe Eyrolles

de nacre qui deviendra une belle perle. Ravie, elle revient en séance et, se touchant le ventre, me dit : « Je prépare la perle », et effectivement, elle tombe enceinte à la première implantation.

Un travail assidu sera nécessaire pour qu'Hélène, contre toute attente, accepte que son corps devienne un corps maternel. Elle a des nausées et déteste ses seins qui font mal et grossissent, et va jusqu'à mettre cette grossesse tant désirée en péril en travaillant trop et en faisant trop de sport pour garder la ligne.

Il s'agit bien évidemment pour Hélène de quitter sa mère psychique en devenant mère elle-même. Mais, même avec la présence de l'enfant dans son ventre, cela n'était pas facile.

La psychothérapie d'Hélène a considérablement diminué sa souffrance, même si elle n'a pu entièrement inverser le temps. L'écoute empathique permet d'approcher la fin de la solitude, mais surtout le travail sur l'enfant intérieur permet de relier et de donner sens à ce qui n'en avait pas. Le nœud œdipien est dénoué. C'est elle-même qu'Hélène doit mettre au monde, à *son* monde, avec cet enfant.

Hélène a longtemps été paralysée par une souffrance dont elle ne pouvait parler à personne, tout occupée qu'elle était à soutenir et à admirer sa mère. La seule personne de son entourage qui l'admirait et la soutenait en retour. Elle souffrait beaucoup de la mise à l'écart par ses frères et sœurs, et se sentait coupable de les « abandonner » à leur sort social et professionnel, tandis qu'à travers des efforts terribles, elle allait à la conquête de son métier d'avocate. **Une souffrance dont on ne peut parler et dont on ne connaît pas l'origine paralyse et maintient la personne dans l'immobilité psychique. C'est ce que l'on entend souvent lorsque la personne dit : « Je suis bloquée. »**

© Groupe Eyrolles

219

Éloge de la parole

Il y a au musée Guimet une figurine saisissante par la force représentative de sa métaphore. C'est une belle petite tête d'homme européen avec les yeux fermés, de facture classique, sculptée dans la pierre et d'une hauteur d'environ dix centimètres. Elle est de face et ouvre très grand la bouche comme pour parler ; mais de sa bouche sort un autre visage semblable au sien, souriant celui-là, et les yeux ouverts qu'elle *met au monde* oralement. Cet homme semble sourire et s'abandonner à la vie.

Se mettre au monde par la parole afin de trouver l'origine de sa souffrance pour y porter remède, n'est-ce pas là la maïeutique même de la traversée de la dépression avec l'aide de la psychanalyse ?

Faut-il pourtant, au terme de ce livre, oser un paradoxal *éloge de la dépression* ? Certes non, lorsqu'on pense à l'intense souffrance des dépressifs et à la route parfois ardue qui reste à parcourir pour « reprendre la main » sur sa vie. Mais il faut certainement faire l'éloge du courage de ceux qui cessent un jour de se débattre *contre* et qui acceptent de l'accueillir et de la reconnaître pour mieux la traverser, trouver leur vérité et lui donner sens. Tous témoignent que l'expérience leur a été plus que profitable. Pour Anna, « La souffrance terrible a disparu peu à peu. Certes, elle revient parfois, mais c'est une souffrance *ordinaire*. Ce qui a changé, c'est que je ne suis plus malade dans mon corps, et surtout… je sais qui je suis ! »

Lorsqu'ils arrivent, j'entends souvent mes patients me dire : « J'ai envie de baisser les bras », attendant que, comme leur entourage, je les invite à poursuivre dans la dénégation et les incite à réagir. Phrase que je salue, à leur surprise, d'un « Enfin ! » soulagé. Alors seulement peut s'amorcer cette naissance à soi, véritable métamorphose, à travers un cheminement initiatique qui ressemble à une

© Groupe Eyrolles

mise au monde. « Ma mère a accouché, mais elle m'a gardée pour elle. Elle ne m'a pas mise au monde », poursuit Dany.

« J'ai survécu au prix de ma vie en étant en creux, écrasé, conforme à ce que l'on attendait que je sois », ajoute Bertrand, grand écrivain visionnaire hanté par l'imposture, ravagé d'insécurité intérieure, et qui explore inlassablement les secrets d'une naissance où, pour protéger la famille bourgeoise du scandale, ses grands-parents avaient convaincu sa mère de le mettre au monde « sous X » puis de l'adopter, mais sans jamais lui dire qu'elle était sa mère biologique. Blessure terrible de la confiance qui le laissa durablement égaré : « Même à moi, son fils, elle n'a jamais rien dit ! Tout le monde savait sauf moi ! »

Dans une société où l'*adaptabilité* forcenée pousse les êtres à renoncer très tôt à leur capacité de créer d'autres possibles, il est inévitable que la société tout entière devienne dépressive. C'est un peu ce que l'on observe aujourd'hui. Sous prétexte de refuser ce que d'aucuns nomment un laisser-aller, une résistance opiniâtre est opposée à la simple écoute de *l'enfant intérieur* blessé. Résistance qui entraîne à manifester, sous peine d'incivilité, un dynamisme factice et épuisant. Proprement inhumain.

La renonciation opiniâtre à la vérité du Moi, et au désir, peut être simplement le souhait de faire plaisir. De ne pas faire de peine à ses parents. Car l'enfant, spontanément, se met toujours à la disposition de ses parents.

Elle peut aussi être la conséquence d'une religion, d'une éducation, d'événements sociétaux ou politiques, d'une morale familiale ou du refoulement névrotique d'un inconscient malade, amenant fatalement le vivant de l'être à manifester, avec des maux, son désaccord. Bien des somatisations sont issues de cette logique, et les dermatologues, les gynécologues, les kinésithérapeutes sont aux premières loges pour observer ces phénomènes qui résistent à leurs meilleurs soins.

© Groupe Eyrolles

221

Il a fallu qu'une récente communication de l'INSERM préconise la détection précoce des « troubles comportementaux » et la surveillance des bébés et des jeunes enfants (ce qui est déjà fait, mais sous un regard bienveillant et attentif à leur souffrance, et non dans une optique morale de normalisation, voire de médicalisation précoce), pour que l'on prenne conscience que la souffrance et son expression sont aujourd'hui médicalisées et exclues de notre monde affectif, social et relationnel. Cette souffrance doit être prise en charge dans ses différentes dimensions : sociétales, familiales et psychiques.[1]

Marie de Hennezel, psychanalyste qui accompagne les fins de vie dans les soins palliatifs, a bien parlé de la beauté et de la tendresse de cet « espace-temps » qui est, « pour ceux qui veulent bien entrer dedans et voir au-delà de l'horreur, une occasion inoubliable d'intimité »[2].

Le problème commence lorsque l'expression et l'écoute ne sont plus possibles. Certaines crises d'adolescence (et suicides) font parfois suite au simple refus d'écouter et d'entendre des points de vue différents *sans rien dire*. J'allais ajouter : sans « écraser » l'autre de sa parole. C'est le cas dans certaines familles où l'on a trop longtemps maintenu l'enfant dans une obéissance tatillonne, très loin – trop loin – de lui-même, et où l'on refuse d'entendre ce que

---

1. « Ce rapport s'intitule "Expertise collective" mais ne représente qu'un point de vue. Ses auteurs sont tous impliqués de près ou de loin dans la psychiatrie biologique et mettent en avant la vision américaine de la psychologie de l'enfant », dit le Docteur Xavier Pommereau, directeur du centre Abadie à Bordeaux et initiateur d'une pétition qui a réuni plus de 170 000 signatures de spécialistes de l'enfance et de parents réunis dans l'association « Pas de zéro de conduite », et inquiets « qu'on puisse ficher les comportements "déviants" de leurs bambins à l'âge des bacs à sable… ». Les professionnels de santé dénoncent « les approches sécuritaires de problèmes éducatifs et sociaux ». Article de Claire Legros, *La vie*, semaine du 4 mai 2006.
2. Marie de Hennezel, *La mort intime. Ceux qui vont mourir nous apprennent à vivre*, Robert Laffont, 1995.

© Groupe Eyrolles

ce jeune adulte pense. C'est aussi le cas lorsque, sous prétexte de le protéger, on l'a empêché de faire ses expériences (et ses erreurs) et de rencontrer ainsi les réalités du vivant et de la mort. Une chose me frappe toujours chez les patients en dépression, c'est la découverte de leur finitude *comme s'ils n'y avaient jamais pensé* et la découvraient à travers cette souffrance soudaine. Dirais-je « grâce à cette souffrance soudaine » ?

C'est cette découverte même qui, après avoir accru un moment leur dépressivité naturelle, va finalement relancer leur amour de la vie… et leur agressivité positive. Ces gentils (trop gentils !) Peter Pan atterrissent dans une temporalité et s'aperçoivent avec effroi qu'ils ne sont pas encore *entrés dans leur vie*. Il était temps ! Au travail !

Le psychanalyste Michel de M'Uzan écrit que le travail intérieur de celui qui va mourir est « une tentative de se mettre complètement au monde avant de disparaître », mais n'est-ce pas un labeur que nous devons effectuer constamment, jour après jour, pour ne pas mourir à nous-même ? S'il est effectué, une forme de plénitude de l'instant vient irriguer les jours d'une façon nouvelle. Cela ressemble à du bonheur.

Consentir au réel, mais… pas trop vite !

« Le manque et l'ennui m'accompagneront jusqu'à mon dernier souffle. Et alors ? », constate le philosophe Alexandre Jollien, qui ajoute : « La joie reste l'argent comptant du bonheur. »

Car vivre ensemble n'est pas facile. Dans la ville d'aujourd'hui, l'importance du lien social est négligée. On ne parle plus, on ne se parle plus, « on ne fait plus village » comme disait Françoise Dolto, alors qu'on n'a jamais autant parlé de communication. Le *travail du lien* ne s'accomplit plus ou mal dans les familles qui ne s'écoutent plus, et c'est une des raisons pour lesquelles autant

© Groupe Eyrolles

d'histoires d'amour s'émiettent. On renonce à aimer lorsque le feu de paille de la passion des premiers jours s'éteint – ce qui est inévitable –, car l'amour est un *travail*. Notre salutation de politesse en est d'ailleurs l'expression humoristique. Qui, en effet, répond vraiment à la question « Bonjour, comment vas-tu ? » Que dirait-on de celui qui répondrait : « Pas bien du tout, je suis déprimé, je souffre atrocement et je ne sors plus de chez moi » ?

Diverses injonctions silencieuses viennent renforcer les résistances envers l'expression de ce qui peut être considéré comme imparfait dans l'homme. On nous enjoint en permanence de « prendre sur soi », d'aller vers l' « excellence », d'être « positifs », d'être « performants » et « dynamiques ». Les femmes qui accumulent les tâches ménagères et professionnelles sont les premières atteintes par cette « perfectionnite ». La publicité vante les mérites de compléments alimentaires, de produits de beauté ou de médicaments qui sont censés apporter le bonheur à travers une joie de vivre sans faille. Regardez les photos publicitaires, c'est cela qu'elles vendent : du bonheur-béton ! Elles représentent la plupart du temps des modèles affichant un sourire éclatant et sautant en l'air avec une allégresse qui défie le temps.

La vieillesse et la mort sont cachées, pire, déniées dans une agitation clinquante forcenée, qui porte aux nues un *jeunisme* un peu niais qui est un avilissement. L'inévitable dégradation physique est considérée par certains « futurs vieux » comme un risque *d'indignité* et non comme une relation possible avec la sagesse de l'expérience. Où est cet enfant que j'entendais dire, avec jubilation, que sa grand-mère était « une grand-mère de collection » ?

Je ne vois pas où est l'indignité. D'ailleurs, c'est plutôt la *dignité* qui m'apparaît dans ces corps vieillissants et souffrants, mettant tout en œuvre pour « persévérer dans leur être » dans la célébration tendre des derniers instants de la vie et la réconciliation avec soi-même.

© Groupe Eyrolles

Partout, les sentiments comme la colère, la peur, la rage sont étiquetés « sentiments négatifs », et leur expression, qui viendrait un peu lever le refoulement qui plane sur la souffrance, est interdite ou incivile. Or, il est impossible de choisir ses émotions, et le meilleur moyen de voir disparaître la rage et la colère qui accompagnent les fortes souffrances est de les écouter. Sans rien dire. Il n'y a pas forcément quelque chose à dire. Plus tard, on peut ensemble chercher dans l'*Ailleurs* psychique les raisons profondes de ces émotions. Il y en a toujours une.

C'est ce que j'expliquais à une patiente, jeune femme de la haute société élevée dans un milieu glacé où tout était mis en place pour « faire bien » et satisfaire la galerie et la bienséance, et qui se plaignait de sa frigidité près d'un mari qu'elle aimait tendrement. Je lui proposai d'accepter *toutes* ses émotions, y compris celles qu'on lui avait appris à refouler. Et pendant un temps, elle tint même un petit carnet où, au jour le jour, elle les notait et les traquait pour en retrouver la trace. Cette patiente accueille aujourd'hui ses émotions négatives au sein de toute la gamme émotionnelle, et elle a retrouvé la femme en elle-même, et son plaisir.

Notre société veut du propre, du lisse, voire de l'inhumain robotisé et sans problème ! Le regard d'autrui tend à refuser d'être dérangé, non seulement par sa propre souffrance, mais par la souffrance d'autrui. Son expression ritualisée est aujourd'hui interdite, et l'on ne pleure plus tendrement entouré et soutenu aux enterrements, on ne se lamente plus publiquement, on ne répand plus de cendres sur sa chevelure, on ne se lamente pas plus qu'on ne va prier ou faire une procession expiatoire.

Cette disparition du *sujet* est elle aussi mise sous surveillance par de multiples caméras ou autres appareils d'identification mécanique qui viennent *massifier* l'être et le pousser à l'*indifférenciation*, l'obligeant, sous peine d'incivisme, à renoncer au labeur utile de la construction de son identité propre.

© Groupe Eyrolles

225

Cette multitude de minirenonciations entraîne une grande souffrance identitaire. L'être, par crainte de déplaire, cesse de se construire. La dépression est alors l'équivalente de la fièvre qui viendrait indiquer une souffrance *Ailleurs*, dans la vie intérieure. Sans la fièvre, qui est en fait une réaction de santé, on n'aurait pas su et pas pu soigner la souffrance *Ailleurs*. Claude, Anna, Michèle et les autres auraient continué leurs pauvres vies d'avant.

La dépression paraît lorsque les innombrables *dépressivités* temporaires (et inévitables) de la vie s'accumulent sans être ni explorées, ni traversées, ni dites. Sans être mises en sens. Sans être élaborées afin de dégager l'axe du désir et l'action juste. Elles appuient sur d'anciennes blessures non cicatrisées d'anciens traumatismes qui agissent toujours dans l'*Ailleurs* et empoisonnent l'*Aujourd'hui*, sans que leur *vérité et leur sens* n'apparaissent pour la personne.

On me demande souvent si la réparation est possible dans le réel. Franchement, je ne le pense pas. La culpabilité est indestructible. Mais une fois quitté l'utérus maternel paradisiaque dans lequel nous nous maintenions, une fois accepté de se préférer et de décevoir, l'identité se construit, et c'est pour cela que nous sommes au monde : pour l'enrichir de qui nous sommes. C'est en ce sens qu'il faut saluer la dépression comme le début d'un processus bienfaisant d'humanisation, de maturation et de guérison. Et une voie vers le plus noble de l'être : la culture.

C'est cette conviction profonde, dont j'ai largement mesuré les bienfaits, que j'ai voulu partager avec mes lecteurs.

Déjà Spinoza nous invitait à retrouver le désir, qui est l'essence de l'homme, puis à « persévérer dans notre (son) être ». Un peu comme si nous étions sur terre pour *devenir*. Pour nous faire. Non pas pour vivre la vie d'un autre, d'une autre ou pour nous conformer. Retrouver son désir est donc le premier pas. Cela se fait en parlant à quelqu'un qui sait écouter l'*Ailleurs* et l'*Autrefois*. Ensuite, c'est la victoire de l'Eros et le retour du bonheur.

© Groupe Eyrolles

Désirs et besoins, les deux piliers

Une vie se construit, et tout être humain sent le besoin de se créer et de se réaliser. Parfois, cette éventualité même disparaît, et l'être se vit comme un objet, une pièce rapportée à un grand ensemble, à une masse à laquelle il doit à tout prix s'adapter.

Cette construction met en œuvre les grandes catégories de besoins fondamentaux. « Une psychothérapie analytique apprend bien des choses… », dit en souriant Christelle : « … à arriver à l'heure, à communiquer, à être vrai, à ne plus craindre de dire son désir, à le connaître ». Elle poursuit : « Mais surtout, à ne plus laisser les événements décider pour nous ! » Elle hésite un instant et ajoute : « …et dans les événements je mets aussi les autres ! »

Penser à soi, savoir se préférer, retrouver sa pulsion vitale et faire vivre Eros, voilà quelques-uns des résultats d'une psychothérapie analytique. Elle va aboutir à la mise en place dans sa vie des grands besoins premiers que nous partageons avec tous les autres humains.

En voici la liste telle qu'on la trouve dans les manuels de psychologie d'aujourd'hui. Elle n'est pas inutile, mais nettement insuffisante, car elle exclut le besoin de penser :

Le besoin sexuel, affectif et amoureux : ce besoin vient en premier, car autour de la sexualité s'organisent tous les grands axes de la vie humaine, besoins affectifs, amour, désir, celui de construire des relations gratifiantes et de faire une famille. Puis celui de transmettre à son tour à ses propres enfants ses idées et ses valeurs personnelles pour qu'ils les transforment au gré de leur expérience.

Les besoins corporels, sensuels, et les soins du corps : aimer son corps, savoir en prendre soin comme une bonne mère le ferait. Savoir le mettre en valeur, le maintenir en santé, l'écouter.

© Groupe Eyrolles

Les besoins relationnels, l'amitié, l'ouverture sur le monde : ne pas rester enfermé dans la cellule familiale mais l'élargir aux autres, construire un réseau relationnel et amical. S'enrichir des multiples points de vue, se réjouir de la joie de l'autre.

Les besoins sociaux de reconnaissance et de participation à la vie de la cité : avoir un métier, gagner de l'argent, travailler dans une sphère qui soit satisfaisante et se réaliser. Intervenir en politique, avoir un avis pertinent, être responsable.

Les besoins culturels et l'amour de la beauté sous toutes ses formes (nature, art, religion, etc.) : cultiver son jardin intérieur par l'amour de la beauté, de l'art.

À cette liste un peu scolaire manque l'essentiel : le besoin d'être au clair dans son histoire, qui conduit au sentiment d'être unifié et plein. Au clair avec son désir. J'y ai ajouté deux éléments qui fondent notre humanité et notre capacité de penser.

Les besoins spirituels : avoir un idéal personnel ; envisager la relation avec ce qui est plus grand que nous.

Le besoin de sens et de conscience : se comprendre, savoir s'orienter dans sa vie, construire sa conscience et sa pensée.

© Groupe Eyrolles

Rendez-vous avec vous-même

> *Quelles sont vos pratiques de bonheur ?*

Et vous, quelle est votre petite pratique de bonheur ? Quels sont les petits riens dans lesquels vous allez vous attarder ? Que vous allez arracher à la tourmente des jours ?

Ne répondez pas par des généralités, n'écrivez pas un roman pour faire chic, soyez authentiques !

Notez ici quels sont les vôtres, et si vous n'en trouvez pas, notez alors quelles *pourraient* être les vôtres :

....

....

....

....

....

....

....

....

....

....

....

....

....

....

....

....

....

....

© Groupe Eyrolles

Conclusion

Mes petites pratiques de bonheur

Et le bonheur ? Qu'est-ce que c'est ? Existe-t-il autrement que rétroactivement, lorsque la mémoire engrange les bons moments, supprimant les autres ?

Je suis frappée, en écoutant mes patients depuis une trentaine d'années, de ne pouvoir répondre, sans écrire un nouveau livre, à cette question, car mon bonheur est lié à l'histoire et à la préhistoire de ma vie, et à la connaissance que j'en ai.

Je repense à Alex, Geneviève, Pierre, Yvon, Chloé, Laurent, Sandrine et Marie, qui ont aujourd'hui trouvé leur voie. D'autres sont encore sur le chemin.

Je pense à Eva, perpétuelle assistée, si riche et si belle, si comblée par les dieux, avec une fortune conséquente qui la met à jamais à l'abri du besoin et qui se bat, incapable de croire suffisamment en elle-même pour avoir une activité et jouir de ce que la vie lui offre. « Je cherche la perfection et je l'aurai », dit-elle, cherchant ainsi à maîtriser chaque instant de sa vie et de la vie des siens. Ce qui rapidement tourne au cauchemar. L'argent a peut-être tout acheté dans son imaginaire, mais la réalité lui prouve le contraire.

Je pense à Marc qui a reçu à la naissance la fortune et une vaste intelligence, et que sa quête amène, comme le consul romain Cincinnatus, à tout quitter pour trouver l'équilibre dans une modeste petite activité en Afrique.

© Groupe Eyrolles

Je pense à Aurélie qu'un beau mariage aurait pu combler, mais qui ne cesse de penser au divorce et de réclamer « autre chose, mais je ne sais pas quoi ! ».

Je pense à Sophie qu'un tardif désir de maternité a lancé dans une implantation d'ovule et qui a aussitôt détesté et la grossesse, et son corps de femme enceinte. Jusqu'à parfois regretter son projet.

Je pense au trajet psychanalytique effectué avec tous ces patients qui un jour m'ont dit : « Je vais bien, je crois que c'est fini, je vais maintenant vous quitter. » Quel bonheur pour moi que de voir alors, dans le gentil délire que je m'autorise parfois, deux grandes ailes pousser dans leur dos et les aider à s'envoler vers une vie meilleure. Leur vraie vie.

Je ne vous l'apprendrais pas, le bonheur total n'existe pas. **Et courir après un bonheur parfait est le meilleur moyen de se rendre très malheureux. Mais il existe en tant que sensation fugitive de liberté intérieure, d'unité personnelle. Et, paradoxalement, il peut s'apprendre.**

Le *soin de soi* est un des éléments du bonheur que j'ai tenté de développer dans ce livre. Il existe une sorte d'*intelligence de soi* que l'on peut aussi appeler « conscience » ou « vie psychique », pourvu que l'on ait compris que notre vie est le fruit de ce que nous ferons de notre histoire personnelle.

Mais et mon corps, me direz vous ! Je *suis* un corps, donc je suis *fait* par lui. Mais *j'ai* aussi un corps dont je peux prendre soin et que je peux faire et défaire. Mon esprit n'est pas séparé de mon corps, et la globalité corps-esprit est maintenant reconnue, y compris dans les approches les plus scientifiques.

Ainsi, je me prive aisément du Mode d'Emploi du Bonheur, un peu rabâché et qui ne marche pas, car le bonheur ne se décrète pas. **Mais je ne renonce jamais – je dis bien « jamais », et à tout instant – à me questionner en secret et dans chaque circonstance de la vie :**

- Qu'est-ce que je sens ?

© Groupe Eyrolles

- Qu'est-ce que j'éprouve *vraiment* ?
- Qu'est-ce que je veux ?
- Qu'est-ce qui me va ?
- Qu'est-ce que j'en pense ?

Si je ne me sens pas bien, j'ajoute sans crainte la série des associations liées au « Qu'est-ce que ça me rappelle ? »

Mes petites pratiques de bonheur passent par le respect de moi-même et de mon corps, mais aussi par la construction et l'entretien de ma conscience et de ma vie psychique. Rien que cela, c'est un sacré boulot !

Chacun fera la liste des bricolages qui permettront un équilibre sans cesse à maintenir : un coup je trébuche, un coup je me redresse. Voici ma liste à moi. Faites la vôtre à la fin de ce chapitre. Et surtout, ne vous découragez pas. Le chemin de la vie, c'est vous. Vous êtes le chemin, et c'est vous qui l'inventez.

Risquons-nous, sans peur du ridicule, à fournir ici quelques règles de vie qui sont autant de voies d'accès aux petits bonheurs d'être et à l'équilibre corps-esprit. Car après la construction de soi, il m'incombe de veiller sur ma vie et de construire *mes* vies. Ma vie économique et financière, ma vie physique et ma santé, ma vie affective et sexuelle, ma vie professionnelle et sociale. Et par-dessus tout, ma vie psychique.

Je veille sur ma vie

- Je veille sur ma connaissance de moi-même et sur ma conscience. Pour moi, la connaissance de soi est importante. Je fais le contraire de ce que mon éducation m'a appris : je m'écoute, tout en finesse. J'accueille avec intérêt *toutes* les émotions qui m'animent. Je me positionne socialement et affectivement en fonction de mon éprouvé.

© Groupe Eyrolles

233

- Je communique avec autrui. Je n'aime pas l'opacité. Je vais sans peur au fond des choses, car j'ai compris l'importance de la connaissance. Je sais qui je suis et je communique sans craintes.

- J'investis ma parole, je recherche l'authenticité. Je connais l'importance des mots qui me font « être » et « penser ». Je cherche toujours plus à être dans mes mots avec sincérité et authenticité.

- Je veille sur ma vie psychique comme sur un trésor : je n'hésite pas à accueillir mes émotions comme autant de parties vivantes de mon être. Je reste relié(e) à moi-même. Je prends le temps de penser mes pensées.

- Je veille sur ma capacité à ressentir et à éprouver. Lorsque j'y perçois des excès ou des dissonances, je les relie à mon histoire et je me fais aider si nécessaire.

- Je veille à pratiquer l'estime de soi, et, si elle est en chute libre, je vais voir pourquoi en me faisant accompagner par un psy.

- Je veille sur mon élan vital, y compris à travers ma sexualité. Je sais qu'une vie affective et sexuelle équilibrée m'apporte l'énergie et la joie. J'en prends soin et j'évite les relations toxiques.

- Toute désorganisation dans mon équilibre psychique m'alerte. Je sais que la cause peut être dans des facteurs extérieurs (travail, fatigue physique, rupture, soucis), mais aussi dans mon inconscient et dans l'*Ailleurs* et l'*Autrefois*. Je suis « analysant(e) » de ma propre conscience, je me connais, je sais qui je suis.

- Je veille sur moi-même, sur ma santé et sur mon corps comme sur un objet précieux. Je m'octroie le nécessaire : temps de repos, calme, activités agréables. J'ai conscience de mes limites et je les respecte sans culpabilité.

© Groupe Eyrolles

- J'écoute les « mots du corps » qui sont une bonne façon de m'entendre moi-même à travers mes maux. Je les interprète et les traduit en langage clair.

- Je veille sur la qualité de mon sommeil et de mon espace de vie, ainsi que sur celle de ma nourriture, comme une « Bonne Mère » le ferait.

- Je veille à ne pas dépendre du regard d'autrui et je reste centré(e) sur moi. Être ancré(e) en moi n'est pas être égoïste. Je sais que s'aimer soi-même permet de ne pas trop attendre de l'amour d'autrui.

- Je veille à pratiquer une authenticité sans défi. Mes rapports aux autres sont faciles : ni dans l'abandon, ni dans l'envahissement.

- Je veille à être en paix avec le passé, et si ce n'est pas le cas, je vais y voir avec un psychanalyste et je règle mes comptes.

- Je veille toujours à accueillir ce qui fait mal et au lieu de le fuir je vais y voir.

- Je sais que « mal nommer les choses c'est ajouter à la misère du monde » (Albert Camus). Je suis dans mes mots, j'écoute ceux des autres attentivement.

- Je veille à ne pas entretenir la souffrance. Une fois les comptes soldés, la douleur n'est pas une compagne nécessaire. J'apprends à m'en passer.

- Je veille à pratiquer la JOIE volontaire… car je sais que je poursuivrai ma vie avec mes manques, mais que les autres ne sont pas là pour les réparer.

- Je veille à mettre en place des projets agréables dans ma vie, je suscite des rencontres. Je n'attends pas de la vie qu'elle me donne ce dont j'ai besoin sans que je ne fasse rien.

© Groupe Eyrolles

235

- Je veille à trouver mon espace dans la solitude. L'esprit de solitude est ma force. Je ne suis avec personne dans un lien vital.

- Je m'entoure d'êtres non toxiques, avec lesquels je suis dans la juste distance. Mes rapports avec eux sont aisés. J'entretiens mon réseau social.

- J'accepte et j'aime qui je suis, je ne manque pas une occasion de me le dire et de me le prouver en aimant ceux qui me font et me veulent du bien.

L'histoire de mon bonheur est liée à mon histoire personnelle

Chacun aime ou n'aime pas telle ou telle chose, mais, au-delà de ce qui va fonder notre Moi, il existe des repères, des rituels, des actes… des petites pratiques de bonheur qui vont ramener ou maintenir la paix en nous-même. Ce sentiment d'unité et de paix avec soi-même qui ressemble tant au bonheur.

Une fois qu'on est sorti de l'enfer, la joie semble si précieuse, la vie en soi si importante, que l'on ne veut plus que rien ni personne n'attente à cet équilibre. Il ne s'agit pas là de séjours au soleil (qui ne les apprécie pas en hiver quand tout est gris ?) ou d'instants d'extase (qui ne recherche pas le partenaire affectif et sexuel avec lequel cela sera possible ?), mais plutôt de modestes petits savoir-faire mis au point avec nous-même au fil des temps, et qui vont signer le jour d'un habit d'or et de lumière. Une *volonté* de se mettre en position de joie.

Le bonheur n'est pas un état stable, mais une pratique quotidienne sur laquelle il convient sans cesse de revenir. Sans doute mon bonheur d'aujourd'hui est-il le résultat fragile d'un long travail sur mon histoire, celle de mes parents et de mes grands-parents. D'une écoute vigilante de mon corps. D'une communication

© Groupe Eyrolles

éclairée et aimante avec ceux que j'aime. L'amour n'est peut-être que cela : du travail sur du désir d'aimer et d'être heureux face à l'altérité.

Travail ? Ainsi j'ai mis trois analyses pour comprendre et vérifier à la suite de quel secret de famille ma mère, dans un amalgame terrifiant, a projeté sur moi la haine qu'avait pu produire en elle un acte destructeur commis par sa propre mère. Le syndrome des poupées russes, je connais ! Il a failli me tuer ! L'Utérus Extensible parfois m'étouffe encore, mais j'y travaille !

Amour ? J'ai mieux compris de quelle demande de réparation déplacée j'ai pu investir les hommes qui m'ont aimée (et que j'ai adorés, pensant sincèrement tout faire pour eux), et comme cette demande d'un amour *inconditionnel*, dirigée en fait vers mon père, a pu pervertir une perspective d'amour *conditionnel*.

Bonheur ? J'ai donné sens au cancer et j'affirme qu'il m'a sauvé la vie en m'obligeant à m'interroger sur ce que j'étais en train de me faire et de faire de ma vie. J'ai pris conscience de la mort et de la fin de toute chose, et réalisé que tout en moi voulait vivre, mais que je remettais sans cesse à demain les choses importantes. Quelques mois d'immobilisation dans une chambre face à des murs immaculés sont parfois nécessaires pour voir clair en soi, et c'était apparemment le seul moyen que j'avais trouvé. M'obligeant à cesser de m'occuper de tout le monde pour ne plus m'occuper que de ma survie, physique et psychique.

J'affirme avoir vécu, pendant ce cancer, des moments de terreur et de souffrance. Mais aussi des moments de grand bonheur. En écoutant le merle qui chantait au petit matin dans mon jardin. Ou en pensant à tous ces gens qui, à l'issue de longues et difficiles études, venaient se pencher sur mon corps pour le soigner et l'aider à vivre.

© Groupe Eyrolles

Et, *last but not least*, j'ai compris à l'issue de ces épreuves que mon désir profond était dans la connaissance, à travers l'expression littéraire et la psychanalyse.

Des entraves brouillent mon regard, l'opacité guette et vient souvent de moi-même. Le découragement me prend parfois devant l'incapacité à trouver le repos, et j'entends Montaigne murmurer à mon oreille que :

> « *Le monde est une branloire pérenne : toutes choses y branlent sans cesse, la terre, les rochers du Caucase, les pyramides d'Égypte : et du branle public, et du leur.* »[1]

Et puis je prends un livre et je découvre un auteur qui pense comme moi ou qui a vécu une chose... un peu en avant de moi, et la joie m'inonde. Et la confiance revient. Un souffle de vent odorant, une lumière dans les nuages coïncident avec ces éclaircies intérieures. Confiance et espérance jamais ne m'abandonnent.

Je ne suis pas une victime, mais parfois j'ai peur. Mais je sais que cette peur aussi s'apprivoise. J'ai échoué, mais ce n'est pas grave ! J'ai été ignorant(e) car abusé(e) par l'opacité de mon être inconscient. Je ne suis pas coupable pour autant !

Je sais maintenant qu'une personnalité évolue, change, s'élargit, et que je suis libre de changer le cours de mon destin et de devenir meilleure. Je puis l'y aider en rentrant en amitié avec moi-même.

En ayant des repères qui seront autant de petites pratiques personnelles de la joie. Elles sont parfois dérisoires et pourtant porteuses de tellement de bonheur : écouter le bruit du vent, sentir la pluie tiède tomber sur son visage, poser ses mains sur le tronc d'un arbre, enlacer l'être aimé, regarder les yeux d'un enfant.

© Groupe Eyrolles

---

1. Michel de Montaigne, *Essais*, Gallimard, 1965, Livre III, chap.2.

Il n'y a pas de bonheur mais une succession de petits bonheurs dont l'accès retrouvé, après la dépression, vous comblera.

Voici les miens :

- Marcher dans l'herbe verte, dehors, l'hiver après un bon sauna, l'été après l'orage.
- Faire un sas de quelques minutes dans une journée stressée : respirer, descendre dans mon corps et accueillir tout (j'insiste : tout !) ce que j'éprouve, agréable ou désagréable.
- Jouir de prendre du temps.
- Retrouver mon corps nu au printemps.
- Comprendre quelque chose d'ardu. Travailler.
- Discuter avec quelqu'un d'intelligent.
- Inviter mes voisins à manger un bon foie gras que j'ai cuit moi-même.
- Offrir des fleurs à une dame âgée dans la rue.
- Faire un cadeau.
- Acheter des livres.
- Recevoir le premier exemplaire du livre que j'ai écrit.
- Dire du bien de quelqu'un.
- Apprendre à tricoter à mes petites-filles.
- Cirer à fond une vieille table de chêne.
- Arroser des plantes.
- Nager dans l'eau de mer glacée.
- Lire *Le Monde,* d'un bout à l'autre.
- Regarder le ciel et respirer en pensant que je suis debout sur une petite planète ! Incroyable !
- Rire et me moquer de moi.

© Groupe Eyrolles

239

- Planter des choses.
- Respirer l'odeur des cheveux des bébés.
- Laver du linge et le mettre à sécher au soleil.
- Partir en voyage toute seule.
- Dormir d'un profond sommeil.
- Descendre d'un avion et sentir l'odeur d'un pays inconnu.
- Être seule et être bien. Essayer.

Avez-vous remarqué ? Pour les mettre en place il faut cesser d'agir pour *être*.

Chacun d'entre nous a ses petites pratiques de bonheur. Ce sont des actes ou des non-actes qui permettent de se préparer à être. Personne, mieux qu'un poète comme Kenneth White, ne sait dire comment il se prépare à *être*.

Écoutons-le :

> « *Alors je poursuis mes petites pratiques personnelles. Assis le dos contre le tronc d'un pin, je regarde le soleil couchant et j'écoute ; j'écoute le murmure de la mer, j'écoute le bruit du vent dans les branches. J'écoute aussi, certainement, ma conscience, ce qui en moi sait, pense et voudrait parfois s'anéantir (…). Après ce petit exercice, je me lève, et c'est à ce moment-là que ma "pratique" – si je peux l'appeler ainsi –, devient vraiment ridicule : je vais lentement dans le bosquet des cinq pins, d'un tronc à l'autre. Je pose mes deux mains sur l'écorce rugueuse et les y laisse un certain temps (…). Quand j'ai fait le tour du bosquet et que je suis revenu au premier arbre, je l'entoure de mes deux bras, puis je m'en vais.* »[1]

---

1. Kenneth White, *La maison des marées*, Albin Michel, 2005.

© Groupe Eyrolles

Lexique

Alliance de travail : accord plus ou moins formel selon les cas et les besoins du patient, et qui concerne le rythme, le prix, la durée, le nombre de séances, les vacances, les cas de force majeure. C'est aussi la « règle du jeu », c'est-à-dire les présupposés requis (comme le « tout dire »). L'alliance de travail est mise en place lors des entretiens préliminaires.

Anéantissement : disparition de l'unité intérieure et de l'élan vital. Sensation de mort imminente.

As If, **personnalités « comme si »** : Hélène Deutsch a apporté sa contribution sur ces personnalités dans la norme, mais dont les émotions sont soit absentes, soit superficielles et formelles. Il s'agit de personnalités dépendantes du regard des autres.

Associations : quand vous faites des rangements dans votre placard, vous *associez* entre eux des éléments de même famille (décider qu'ils sont de la même famille vous appartient et n'appartient qu'à vous !). Par exemple, vous associez les chandails de cachemire (parce que ce sont des « chandails », mais vous pouvez aussi les associer à des pantalons et des vestes, par « couleur » de vêtements. Il en va de même avec l'inconscient : il associe à sa manière (qui est non rationnelle) des événements, des perceptions, des sons, des *représentations de choses*, et il en tire une signification. Celle-ci est parfois erronée dans le cas d'un inconscient pathologique.

© Groupe Eyrolles

Association libre : enchaînement des pensées les unes aux autres, telles qu'elles se présentent. C'est cet enchaînement que le psychanalyste interprète.

Cadre : on appelle « cadre » le dispositif mis en place pour la bonne conduite de l'analyse. Par exemple : horaires, fréquence, prix, vacances, durée, etc.

Catharsis : c'est une « purge » émotionnelle qui libère l'être.

Complexe d'Œdipe : épisode que Freud considérait comme « tragique » et intervenant entre trois et cinq ans, au cours duquel l'enfant tente de s'immiscer dans la vie amoureuse de ses parents et manifeste des sentiments passionnés pour le parent de sexe opposé.

Contre-transfert : le patient « fait » quelque chose à son analyste. Il s'agit de sentiments conscients et inconscients que le patient éveille chez l'analyste. Le psychanalyste est « contrôlé » longtemps par ses aînés pour pouvoir analyser de plus en plus souplement son contre-transfert et l'utiliser au mieux, dans l'intérêt du patient. Par exemple, un patient peut provoquer un énervement, un ennui chez son analyste. Pourquoi ? Le psychanalyste aussi a une histoire personnelle, et c'est avec elle qu'il écoute ses patients. Mais c'est une histoire personnelle et consciente, car longuement explorée et interprétée.

Culpabilité : poison intérieur qui ronge et détruit, et dont il est indispensable de trouver la source. Son origine est souvent dans la vie infantile.

Dénégation : refus de la réalité consciente ou inconsciente, coupure de la personne avec elle-même. Transformation en son contraire d'éléments flagrants de la réalité objective.

Déni : désir d'annuler une partie de la réalité intérieure ou extérieure lorsqu'elle est gênante.

© Groupe Eyrolles

Dépression : il existe différentes formes de dépression, et ce livre ne peut pas toutes les explorer. La dépression est à différencier des *dépressivités* passagères que la vie sème sur notre route. Elle est un écroulement de l'univers physique et psychique, un anéantissement de l'être qui perd l'envie de vivre.

Dépression vitale : disparition de la libido et du sentiment de la vie en soi-même.

Dépressivité : moments de la vie inévitables et qui ne sont pas durables, où la personne est « en bas ».

Deuil : savoir se séparer de ce qui est fini, mort ou passé, rend plus vivant. Savoir faire son deuil est un acquis de l'âge adulte.

Dissociation : tête d'un côté, corps de l'autre, c'est une incapacité à être relié à soi-même.

Élation : sentiment de libération, de liberté.

Enkysté : élément gênant conservé là où il est, mais entouré de silence ou de dénégation.

Entretiens préliminaires : entretiens en face à face au cours desquels on met en place de quelle manière se déroulera le travail analytique.

Éprouvé : totalité globale de ce que nous ressentons, tête, corps et émotions compris.

Estime de soi (*Self Esteem*, en anglais) : un autre nom pour le « bon » narcissisme.

Faux Self (Faux Soi) : identité construite (ou « déconstruite » !), non pas « de l'intérieur », à partir d'émotions et d'éprouvés personnels authentiques, mais « de l'extérieur », pour plaire ou être conforme aux attentes d'autrui. Image de soi non habitée.

Guérison : capacité à trouver des solutions créatives pour se guérir soi-même, dans la connaissance de son propre inconscient.

© Groupe Eyrolles

Handling/holding : manière de tenir le petit enfant et de lui donner des soins.

Ici et maintenant : être là, dans l'instant. Ancrage.

Identité : organisation porteuse de sens des éléments de la personnalité, la plus authentique possible. Processus vivant et créatif en évolution tout au long de la vie.

Injonctions contradictoires (ou paradoxales) : aussi appelées « double contrainte » (*double bind*, en anglais) par le psychiatre Ronald Laing qui les a nommées et explorées, ces injonctions rendent fou, car elles sont irréalisables. Par exemple : « ne lisez pas ceci ».

Injonctions silencieuses : idées ou choses non dites, ayant force de loi.

Libido : élan vital, sexualité.

Liens : *relier* entre eux différents éléments est une autre manière de ranger ses placards et de donner du sens aux choses de notre vie. Certaines personnes s'interdisent de créer des liens entre différents éléments de leur vie passée et présente. C'est dommage, car c'est avec l'expérience que l'on retire des expériences passées que l'on peut les *relier* à notre vie présente et lui donner sens.

Mal au dos (plein le dos ?), mal à la tête (pensées douloureuses ?), mal au ventre (peur ?), asthme (qui vous pompe l'air ?). L'important est de *dire* la souffrance et d'y porter remède.

Maltraitance : physique, elle est détectable, psychologique, elle est plus subtile, car elle est partout et souvent inconsciente. L'enfant s'y adapte et considère peu à peu cette réalité comme la norme.

Mère suffisamment bonne : mère qui permet à l'enfant de s'attacher fortement puis de se détacher d'elle sans angoisse. Donald Winnicott, psychanalyste anglais, a donné cette définition.

© Groupe Eyrolles

244

Modèle du monde : ensemble de représentations que nous nous faisons de la réalité externe et de notre réalité psychique. Il est fragile et contestable, car il est l'œuvre de nos croyances, de nos fantasmes, et de tout ce que nous avons pu bricoler avec notre histoire. La tendance est d'en faire un modèle général et de l'imposer aux autres, alors qu'il nous est tout à fait personnel. Il concerne le « comment nous avons vécu quelque chose », alors que nous prétendons qu'il renvoie à « l' essence de la chose elle-même ».

Moi : terme généralement employé pour exprimer la personne humaine, consciente et objet de la pensée. En 1923, Freud construit une topique (un modèle) du fonctionnement de la vie psychique. Il y définit le moi et le ça : le ça renvoie au registre universel et impersonnel, tandis que le Moi renvoie à celui de l'identité personnelle et consciente.

Mort : elle donne du prix à la vie. Seul le sentiment de la mort et du temps qui passe donne le sentiment de la vie.

Naissance, renaissance : sentiment puissant d'être au premier jour de sa vie, et qui apparaît souvent au terme d'une psychothérapie analytique ou après une confrontation avec la maladie, un événement grave ou la mort d'un proche.

Neutralité bienveillante : état requis du psychothérapeute. Il ne désire pas à la place de son patient ; il ne juge pas ; il ne conseille ni ne déconseille. Il écoute et interprète.

Névrose : troubles de la personnalité. Maladie de l'âme (pour peu qu'on lui ôte toute connotation religieuse).

Nirvana : Freud avait appelé « sentiment océanique » cet éprouvé archaïque de l'utérus maternel dont nous gardons le souvenir nostalgique.

© Groupe Eyrolles

Parlêtre : les mots sont vivants, ils nous font être.

Passage à l'acte : pulsion très forte destinée à faire taire une angoisse inconsciente en agissant. Passer à l'acte évite de penser à ce qui angoisse. Cela est donc fortement décommandé. Penser avant d'agir (on dit alors « élaborer ») permet d'éviter de grosses bêtises.

Personnalités *as if* : personnalités qui ont du mal à être authentiques et qui restent à la surface.

Psyché : c'est l'âme de la personne. On considère que c'est elle qui forme l'unité de l'individu.

Pulsion (de vie, de mort) : ce mot renvoie à la notion de dynamique et de sexualité. Le but de la pulsion est de soulager une tension. Eros et Thanatos sont deux grands mouvements pulsionnels présents dans chacun de nous.

Refoulé : quelque chose qui n'est plus dans le conscient. Il s'agit souvent de quelque chose de désagréable, de gênant ou d'insupportable. Ce qui est oublié, enfoui, enkysté dans l'inconscient psychique. D'ailleurs, le mot « analyse » renvoie à l'idée de « dénouer en remontant ». Il s'agit de ramener dans la conscience la partie inapparente de soi et qui se manifeste par de la souffrance.

Refoulement : oubli involontaire ou inconscient de certains événements importants, gênants, porteurs de souffrance ou de traumatisme.

Règle d'abstinence : on ne touche pas, ou ne se touche pas. Mais aussi pendant la psychothérapie, il est prudent de prendre la décision de ne rien changer à sa vie avant d'avoir longuement travaillé avec son thérapeute.

Restitution : il s'agit de ramener en séance des faits, des sentiments ou des événements ayant eu lieu dehors et concernant la personne.

© Groupe Eyrolles

Roman familial : reconstruction fantasmatique d'un univers familial souvent plus prestigieux ou plus agréable qu'il ne l'a été dans la réalité.

Sécurité de base : cela s'acquiert tout petit dans les bras de maman, lorsqu'elle a bien su, avec papa, apprivoiser la vie et l'interpréter pour qu'elle ait du sens pour nous.

Sidération : état de non-pensée et de stupeur dans lequel on se trouve après un événement traumatisant.

Solitude : lorsqu'il ne s'agit pas d'isolement, la capacité à être seul est une bénédiction et une preuve de maturité psychique.

Somatisation : messages non verbaux que nous envoie notre corps pour nous faire comprendre que quelque chose ne va pas et qu'il est urgent de mettre des *mots* sur les *maux*. Paroles du corps lorsque les mots ou les pensées créatives manquent pour désigner une souffrance psychique.

Suradaptation : tentation de prendre la réalité externe pour la norme afin de s'y adapter. Processus qui supprime la pensée.

Thérapies comportementales : thérapies ne cherchant pas le pour-quoi des troubles et ne prenant pas en compte l'histoire cons-ciente et inconsciente du sujet, mais visant à régler les symptômes des patients comme autant de problèmes à résoudre à l'aide d'exercices pratiques. En cas de sociophobie, par exemple, la personne sera invitée à affronter le monde social par paliers graduels pour lui permettre de surmonter son anxiété.

Transfert : l'analyste – neutre et bienveillant – est comme un écran blanc sur lequel le patient projette ses émotions et sa vision des choses. Ces émotions évoluent au cours de l'analyse et concernent d'autres personnes. Ce transfert peut être négatif, positif, idéali-sant, en miroir ou narcissique. Par exemple, à certains moments de l'analyse, la personne va éprouver une grande agressivité

© Groupe Eyrolles

247

envers son analyste, agressivité qui, une fois analysée, concernera en fait la mère (ou toute autre personne) du patient. C'est à partir de l'analyse du transfert que s'effectue l'analyse du patient, et c'est la raison pour laquelle Freud a énoncé la *règle d'abstinence*.

Utérus Extensible ou Utérus Virtuel : nous devons au pédiatre psychanalyste Aldo Naouri la notion « d'Utérus Virtuel », développée dans l'ouvrage *Les pères et les mères*, ainsi que dans « Un inceste sans passage à l'acte : la relation mère-enfant », dans l'ouvrage *De l'inceste*, de Françoise Héritier, Boris Cyrulnik, Aldo Naouri. Il n'y a pas lieu d'être choqué par ce concept, largement exploré par Françoise Héritier dans *De l'inceste*.

© Groupe Eyrolles

Bibliographie

ANZIEU Didier, *Le moi-peau*, Dunod, 1985.

ARENDT Hanna, *La crise de la culture*, Gallimard, 1972.

ARENDT Hanna, *La condition de l'homme moderne*, Calman Levy, 1993.

ARNAUD Claude, *Qui dit Je en nous ?*, Grasset, 2007.

ATLAN Henri, *L'utérus artificiel*, Le Seuil, 2007.

BALINT Michael, *Le défaut fondamental*, Payot, 1968.

BALINT Michael, *Le médecin, son malade et la maladie*, Payot, 2003.

BETTELHEIM Bruno, *Pour être des parents responsables*, Robert Laffont, 1988.

BLAYA Catherine, DEBARBIEUX Eric, *Souffrances et violences à l'école. Qu'en penser ? Que faire ?*, ESF, 2000.

CYRULNIK Boris, *Les nourritures affectives*, Odile Jacob, 1993.

CYRULNIK Boris, *Un merveilleux malheur*, Odile Jacob, 1999.

DIDI-HUBERMAN Georges, *Invention de l'hystérie : Charcot et l'iconographie photographique de la Salpêtrière*, Macula, 1982.

EHRENBERG Alain, *La fatigue d'être soi*. Odile Jacob, 1998.

EIGUER Alberto, *Du bon usage du narcissisme*, Bayard, 1990.

FÉDIDA Pierre, *Des bienfaits de la dépression. Éloge de la psychothérapie*, Odile Jacob, 2001.

© Groupe Eyrolles

Ferenczi Sandor, *Œuvres complètes, 1909-1933*, Payot, 1990.

Ferenczi Sandor, « Thalassa, essai sur la théorie de la génitalité » (1924), *in Psychanalyse 3*, Œuvres complètes, III, Payot, 1974.

Foucault Michel, *L'herméneutique du sujet*, Le Seuil, 2001.

Gaylin Willard, *The Meaning of Despair*, Jason Aronson, 1994.

Green André, *Narcissisme de vie, narcissisme de mort*, Éditions de Minuit, 1983.

Hennezel Marie (de), *La mort intime. Ceux qui vont mourir nous apprennent à vivre*, Robert Laffont, 1995.

Héritier Françoise, *Masculin/Féminin. La pensée de la différence*, Odile Jacob, 1996.

Jollien Alexandre, *La construction de soi. Un usage de la philosophie*, Le Seuil, 2006.

Kelen Jaqueline, *L'esprit de solitude*, Albin Michel, 2005.

Kristeva Julia, *Soleil noir : dépression et mélancolie*, Gallimard, 1987.

Labro Philippe, *Tomber sept fois, se relever huit*, Albin Michel, 2003.

Laplanche Jean, *Nouveaux fondements pour la psychanalyse*, PUF, 1987.

Lefort Claude, « L'image du corps et le totalitarisme », *in L'invention démocratique*, Fayard, 1994.

Lôo Henri, *Le stress permanent : réaction et adaptation de l'organisme aux aléas existentiels*, Masson, 2007.

Marcelli Daniel, *Dépression et tentatives de suicide à l'adolescence*, Masson, 2001.

Miller Alice, *C'est pour ton bien. Racines de la violence dans l'éducation de l'enfant*, Aubier, 1984.

Naccache Lionel, *Le nouvel inconscient*, Odile Jacob, 2006.

© Groupe Eyrolles

NAOURI Aldo, *L'enfant porté*, Le Seuil, 2002.

NAOURI Aldo, *Le couple et l'enfant*, Odile Jacob, 1995.

ROUSTANG François, *La fin de la plainte*, Odile Jacob, 1999.

SOJCHER Jacques, *Petits savoirs inutiles*, Le Grand Miroir, 2005.

STOLOFF Jean-Claude, *Interpréter le narcissisme*, Dunod, 2000.

STYRON William, *Face aux ténèbres. Chronique d'une folie*, Gallimard, 1990.

STYRON William, *Un matin de Virginie*, Gallimard, 1996.

THÉRY Irène, *Couple, filiation et parenté aujourd'hui. Le droit face aux mutations de la famille et de la vie privée*, Odile Jacob, 1998.

UZAN Michel (de M'), *De l'art à la mort, itinéraire psychanalytique*, Gallimard, 1977.

VIGANO C., « Dépression et psychopharmacologie », *in La lettre Mensuelle*, École de la Cause Freudienne, 1997.

WINNICOTT Donald, « La capacité d'être seul », *in De la pédiatrie à la psychanalyse*, Payot, 1971.

WINNICOTT Donald, « Le corps et le self », *Nouvelle revue de psychanalyse*, Payot, 1969.

WHITE Kenneth, *Le passage extérieur*, Mercure de France, 2005.

WHITE Kenneth, *Le visage du vent d'Est*, Les Presses d'Aujourd'hui, 1980.

WHITE Kenneth, *Une apocalypse tranquille*, Grasset, 1985.

ZARIFIAN Édouard, *Des paradis plein la tête*, Odile Jacob, 1994.

ZARIFIAN Édouard, *Les jardiniers de la folie*, Odile Jacob, 1988.

ZORN Fritz, *Mars*, Gallimard, 1979.

© Groupe Eyrolles

Adresses utiles

On trouve *son* psychanalyste ou son psychothérapeute par le « bouche à oreille ». En parlant à des amis ou à des connaissances qui ont été analysés. Mais rien ne vous empêche de lire des livres ou revues éditées par les grandes associations, d'assister à des conférences, ce qui est encore le meilleur moyen de faire connaissance. Ou enfin, de demander des listes de praticiens aux organismes représentatifs, et de prendre rendez-vous.

À titre d'exemple, j'en cite quelques-uns ci-dessous. Ces praticiens ont alors été cooptés par leurs confrères, à l'issue de longues études, et d'une ou plusieurs psychanalyses (ou psychothérapies dans le cas d'association de psychothérapeutes), et d'un accompagnement vigilant à travers des groupes de travail. Ce qui est encore le meilleur moyen de s'assurer de la compétence de la personne à laquelle on s'adresse.

Ce qui n'est pas toujours le cas lorsque vos recherches vous conduisent vers les Pages Jaunes ou vers des listes circulant sur Internet.

In fine soyez responsable. Prenez soin de vous !

Société Psychanalytique de Paris (SPP) : versant psychanalyse

187, rue Saint Jacques
75005 Paris
Tél. : 01 43 29 31 40

© Groupe Eyrolles

Formation des analystes
Colloques
Groupes de travail
Bibliothèque S. Freud
Revue

Mais aussi…

Centre de consultations et de traitement psychanalytique Jean Favreau

187, rue Saint Jacques
75005 Paris

Une possibilité de suivre une analyse même si l'on ne peut en assumer le coût. Liste d'attente.

Groupes régionaux sur Lyon, Toulouse, le Pas-de-Calais, etc.

www.spp.asso.fr

Fédération Française de Psychanalyse et Psychothérapie (FF2P) : versant psychothérapies

2 bis, rue Scheffer
75116 Paris
Tél. : 01 44 05 95 50

Édite un annuaire de praticiens cooptés dans les différentes psychothérapies en individuel ou en groupe.

Formations
Colloques

www.ff2p.fr

© Groupe Eyrolles

254

Index

© Groupe Eyrolles

© Groupe Eyrolles

© Groupe Eyrolles

© Groupe Eyrolles

Index

© Groupe Eyrolles

www.ingramcontent.com/pod-product-compliance
Lightning Source LLC
Chambersburg PA
CBHW070801270326
41927CB00010B/2238